KB216239

두드리면 낫는

9궁통기법

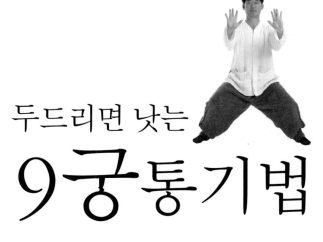

두드리면 낫는
9궁통기법

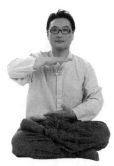

고정환 지음(약손월드협회 회장, 자연치유학 박사)
나광영 지음(동방대학원 대학교 교수)

건강다이제스트社

현대를 살아가면서 우리는 암 등 각종 생활습관병에 대한 두려움, 발병 시 약물이나 수술에 의존해야 하는 불안감 등은 누구나 공통적으로 가지고 있는 건강불안증이다. 특히 현대의학의 불치병이라고 할 수 있는 암은 사망자의 4명 중 1명이 암으로 사망할 정도로 심각하게 우리의 생명을 위협하고 있다. 세계 각국에서는 건강문제 해결을 위해 천문학적인 예산을 투입하여 연구한 결과 많은 발전을 이루었지만 아직까지 완벽한 건강법은 요원한 실정이다.

이러한 시점에서 현대의학의 한계를 극복하기 위한 대체의학의 연구가 활발히 진행되고 있어 다행스럽다. 기공, 명상, 마사지, 기 치료, 심리치료 등 자연운동 건강법들에 대한 관심이 날로 높아지고 있다.

특히 기공명상은 수천 년 간의 역사를 가지고 건강 지킴이의 보루로 면면이 이어져 내려오고 있다.

과학이라는 명목 하에 현대의학은 압도적인 위력을 누려왔지만 점차 그 뒤안길에 밀려있던 전통의학과 대체의학이 현대의학을 보완하기 위한 유일한 건강법의 대안으로 서서히 대두되고 있는 것은 당연한 결과라고 할 수 있을 것이다.

과거 선조들은 인간의 존엄과 생명을 중요시하여 모든 철학과 의학에 생명존중사상이 들어 있었다.

동양의학에 의하면 인간은 대자연의 일부로 자연에 순응하고 조화롭게 살아가는 것이 최선의 건강법이라고 가르치고 있다. 자연을 정복하기 위해 최첨단 과학기술을 발전시켜 우주여행시대에까지 임박하였고 우리의 물질문명과 생활은 윤택해졌으나 그에 따른 부작용으로 오존층 파괴, 열대야 현상, 암, 에이즈 등 불치병과 난치병 등 지구적인 차원에서 우리의 생명을 위협하는 환경으로 급속도로 변해가고 있다.

또한 갈수록 삶의 경쟁이 치열하게 되면서 각종 스트레스 증가에 따른 심각한 부작용으로 삶의 질이 떨어지고 있는 실정이다. 더구나 우리 몸은 신선한 공기와 신선한 음식, 충분한 운동을 필요로 하고 있으나 시테크, 분테크, 초테크 등의 현대적인 경영관리로 건강에 필요한 적절한 운동과 휴식시간이 감소됨으로써 최악의 건강상태로 가고 있다고 볼 수 있다.

이러한 시기에 필자는 현대인들에게 가장 필요한 건강법이 무엇인가를 찾기 위해 수많은 시간을 소요했다. 운동법은 우선 시간이 없는 사람들도 누구나 쉽게 접근할 수가 있어야 하고 무엇보다도 중요한 것은 즐거워야 한다. 또한 운동법은 단순한 육체적인 건강뿐만 아니라 정신적인 건강에 도움이 되어야 할 뿐만 아니라 운동 목적이 뚜렷하고 질병 예방과 치료에 뚜렷한 효과가 있어야 한다.

이러한 운동법은 찾기가 매우 힘들다. 그러나 노력해서 안 되는 일은 없다. 이러한 운동법을 개발하기 위해 국선도, 명상, 기공, 심리치료 등을 수년 간 연구해오면서 드디어 위의 조건에 맞는 운동법을 찾게 되었다. 9궁 통기법이다.

누구나 자신이 좋아하는 음악에 맞추어 자연과 파동을 맞추고 인체의 9개 핵심구역을 두드리다 보면 막힌 경락이 뚫어지고 비활성화된 세포가 살아남으로써 변형된 유전자뿐만 아니라 비활성화된 유전자가 활성화되어 진정한 건강을 이루도록 구성되어 있다.

따라서 단순한 건강법 수준을 넘어 암, 당뇨병, 에이즈, 고혈압 등 각종 생활습관병뿐만 아니라 각종 난치병, 불치병에도 크게 도움이 되도록 하였다.

가까운 중국에서는 기공수련만으로 수많은 암을 치료한 사례가 있고 국내에도 많은 임상결과가 있다. 이제 현대의학과 병행하여 모든 요법을 동원하여 각종 난치병 치료에 활용되어야 한다고 본다.

최신의학이라고 할 수 있는 유전자의학이 발전하게 되면서 질병의 원인은 세포 속에 들어있는 유전자인 4개의 염기서열에 의해 프로그램화된 문자로서 여러 가지 원인에 의해 유전자에 변형이 올 때 질병이 발생된다는 것을 밝혀내어 질병의 근원을 찾게 되었다.

또한 유전자의 변형뿐만 아니라 유전자의 활성과 비활성이 건강에서 핵심적인 요소가 될 수 있다. 이와 같은 유전자의학의 발달은 동양의 의학적 건강사상과 그 맥을 같이 한다고 볼 수 있다. 유전자의 변형과 활성에 있어 가장 중요한 것은 생기의 활동으로 볼 수가 있으며, 생기가 통하도록 하는 경락이야말로 건강의 핵심적인 요소가 될 수 있는 것이다.

건강한 세포가 되기 위해서는 충분한 산소와 영양 공급, 그리고 이와 병행해서 유전자를 활동하게 하는 에너지가 필요한 데, 바로 동양의학에서 강조하고 있는 생명에너지인 기(氣)인 것이다.

경락이 막혀 기가 통하지 않으면 정상적인 유전자라고 하더라도 비활성화 될 수밖에 없을 뿐만 아니라 쉽게 유전자가 변형된다. 또한 유전자는 정신에 가장 민감한 반응을 하게 된다. 건강에서 정신적인 요소가 더욱 중요시 되어가고 있는 것이다. 이와 같은 원리는 동양의 건강법인 기공, 명상, 마음수련에 모두 들어있는 요소들이다.

이 책자에 소개되고 있는 9궁 통기법은 동양 최고의 경전인 주역의 원리와 경락, 기공, 명상, 기치료, 마사지, 마음수련의 핵심적인 요소가 포함되어 있는 가장 자연적이고 현대적이며 핵심적인 수련법이라고 자신 있게 말할 수 있다.

특히 동양철학의 최고경전이라고 할 수 있는 역경의 원리를 수련법에 포함시킴으로써 잃어버린 우리의 철학과 자연건강법을 몸으로 체득할 수 있도록 하였다. 많은 사람들이 이 책자를 통해 진정과 건강과 행복을 누리는 계기가 되었으면 하는 바람이다.

햇살 빛나는 아침에...

고정환, 나광영

제 3 장 9궁 통기법의 탄생 비밀

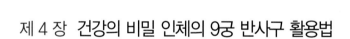

제 4 장 건강의 비밀 인체의 9궁 반사구 활용법

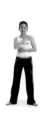

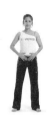

제 8 장 · 생활습관병·난치병 이기는 치유 기공법

제 1 장

새로운 건강법 '9궁 통기법' 아세요?

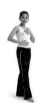

현대인의 건강을
위협하는 것들

　　현대인들은 건강의 최악조건에서 살아가고 있다고 해도 과언이 아니다. 태어나서부터 죽을 때까지 삶의 경쟁에서 시달려야 한다. 어디 그뿐인가? 면역력 저하로 각종 난치병, 불치병에 걸려 고생하다가 진정한 삶의 목표나 의미를 잃어버리고 왜 죽어야 하는지도 모른 채 저 세상으로 떠나야 하는 프로그램화 된 삶의 모습이 우리들의 자화상이 아닌가 싶다.

　　특히 한국인들은 더 심한 악조건에 살고 있다. 어려서부터 성적 만능주의에 빠져 건강을 위해 시간을 내기가 좀처럼 힘들다. 한창 뛰어놀고 감성을 키워야 할 나이에 각종 과외수업으로 심신은 병들어 있다. 운동부족으로 인한 소아비만, 소아당뇨병, 두통, 디스크, 고혈압 등은 우리 아이들의 건강을 위협하고 있다. 대학교 때에는 취업 준비하느라고 시간을 보내고 취업 후에는 살아남기 위해서 혹사당한다.

　　그렇다고 정년 후나 퇴직 후에 여유 있는 생활을 하는 사람들도 거의 없다. 허약체질로 살아온 심신은 나이가 들면 대부분 성인병 하나씩 얻게 되고, 이 병원 저 병원 다니면서 약물로 버티다가 저 세상으로 가게 되는 것이 우리의 현실이다.

이런 악조건 속에서 각종 스트레스, 지구 환경의 오염, 가공식품과 불량식품 증가, 운동 부족 등은 우리가 극복해야 할 도전이 아닐 수 없다.

그럼, 우리들의 건강에 심각한 위협 요소가 되는 일명 '건강의 도전 요소' 들을 알아보자.

🎗 스트레스

적절한 스트레스는 교감신경을 긴장시켜서 오히려 건강에 도움이 된다고 하는 연구보고가 있다. 그러나 우리가 받고 있는 스트레스는 적절한 스트레스가 아니라 난치병이나 불치병으로 가는 스트레스 속에 살고 있는 사람들이 대부분이다.

우리가 받고 있는 스트레스는 개인의 차원이 아닌 사회적 차원의 집단 스트레스인 경우가 많다. 사회의 환경이나 분위기 때문에 받는 스트레스가 더욱 증가되고 있다. 또한 스트레스는 매우 상대적인 경우가 많다. 비교 스트레스다. 상대방보다 공부를 더 잘하려면, 진급을 더 빨리 하려면, 돈을 더 많이 벌려면, 더 좋은 조직이 되려면 더 뛰고 노력하지 않으면 안 된다.

이와 같은 스트레스는 극도의 이기주의에서 비롯된다. 타인에 대한 배려는 전혀 없다. 자기와 자기 가족, 자기 조직, 자기 국가만 잘 되면 그만이라는 사고풍조다. 30대의 젊은 나이에 중풍으로 쓰러지거나 암 등 난치성질환에 걸려 고생하는 분들은 대부분 직장이나 가정에서 사회적인 스트레스를 받은 결과라고 볼 수가 있다.

이와 같은 경우는 사회적 스트레스다. 건강을 연구하는 많은 의학도들이 동물을 대상으로 실험을 해보아도 **스트레스는 암 등 각종 난치성 질병을 일으키는 주범**이라는 것이 증명되고 있다.

스트레스는 이제 개인의 문제가 아니라 가정, 조직, 국가적인 문제로 다루어야 한다. 스트레스로 인한 난치성 환자가 증가한다면 고급인력 손실 등 인재관리에도 차질이 있을 뿐만 아니라 삶의 질이 떨어져 기업이나 국가의 경쟁력이 떨어지기 때문이다.

이와 같은 스트레스 관리는 각 종교나 수련센터, 운동센터 등에서 실시해왔다. 하지만 조직이나 사회적인 스트레스 등은 조직이나 국가 차원에서 다루어져야 한다고 본다. 스트레스는 근본적으로 체력 저하와 사회적인 분위기와도 밀접한 관련이 있기 때문이다. 웬만한 스트레스는 과거에 충분히 견딜 수 있는 체력을 가지고 있었으나 현대인들은 체력의 감소로 사소한 스트레스에도 견디지 못하기 때문이다. 국민의 허약체질을 개선하고 합리적인 제도와 풍토를 만든다면 스트레스는 절반 이하로 줄어들 것이다.

🎯 환경오염

지구 환경오염은 이제 정도를 넘어 지구를 파괴시키는 방향으로 급속도로 진행되고 있다. 이미 남극에서는 햇볕을 바로 쬘 수가 없다. 오존층이 무너져 오존층의 보호를 받지 못하기 때문에 햇볕을 쬐면 피부암 등 각종 난치성 질환에 걸리기 때문이다.

국내에서도 마찬가지이다. 과거처럼 마음대로 태양의 직사광선을 쬘 수가 없다. 앞으로 우리는 직사광선을 피하기 위해 땅속으로 들어가서 살아야 할 날이 올지도 모른다.

지구 온난화 현상으로 인한 생태계의 파괴문제도 심각하다. 불과 몇십 년 전만 하여도 바닷가나 서울 한강변에 겨울이면 물이 얼어서 성애가 끼거나 동결되는 경우가 많았다. 이제 겨울 바닷가에 가면 과거의 성애를 구경할 수도 없게 되었다.

이와 같은 이유는 지구의 온난화 현상 때문이다. 지구의 온난화 현상으로 남극의 빙하까지 녹아내려 바다의 수위를 높여 없어지는 섬도 생겨나고 있다. 또 많은 물고기들이 수온의 변화로 병들고 있으며 많은 땅들이 온난화의 영향으로 사막화되고 있다고 한다.

지구의 환경오염에 대비하기 위해 국제적인 기구를 만들어 대처하고 있으나 각국의 이익이 걸려 가동되지 못하고 있는 실정이다.

또한 우리가 사용하는 각종 농약이나 화학비료로 인한 오염된 식품은 우리의 건강을 직접적으로 위협하고 있다. 또한 신규아파트를 짓기 위해 사용되는 각종 재료들은 환경호르몬이라는 심각한 오염물질을 발산시켜 우리 건강을 위협하고 있다.

이제 환경문제는 더 이상 미룰 수 없게 되었다. 개인뿐만 아니라 우리 인류의 미래가 달린 중대한 문제이기 때문이다.

🌀 가공식품·불량식품

이제 우리가 먹는 음식도 안심하고 먹을 수 있는 시대는 끝났다. 심하게 말하면 독약을 먹고 있는 것과 다를 바 없을 정도로 우리 음식물에는 각종 화학약품 등 오염물질이 스며들었기 때문이다.

음식의 부패를 방지하기 위해 첨가되는 방부제는 우리 인체에 치명적인 손상을 주는 화학약품이다. 또한 우리가 음식물을 보관하는 플라스틱류의 제품은 인체의 호르몬 변화에 영향을 줄 정도로 악영향을 미치고 있다.

특히 각 식당에서 현대인들의 입맛에 맞추기 위해 사용하는 각종 조미료나 양념류 속에 들어있는 화학물질은 암 등 각종 난치성 질환의 요인과 결코 무관하지 않다.

이러한 가공식품과 불량식품은 우리의 건강을 위협하는 가장 무서운 적이다. 식품은 생존을 위해 가장 필수적인 요소이다. 각국에서는 식약청을 설치하여 음식에 대해 엄격히 규제를 하고 있으나 인간의 마음이 바뀌지 않는 한 인간에게 유해한 가공식품인 불량식품은 근절되지 않을 것 같다.

🎯 운동부족

운동도 때와 연령이 있다. 또한 꾸준히 하는 것이 좋다. 과거의 농경사회에서는 별도의 운동이 필요 없었다. 일 자체가 육체적인 노동이었기 때문이다. 그러나 현대인들은 어떤가? 사무환경의 변화로 대부분 하루종일 앉아서 근무하는 사람들이 증가되어 운동부족은 매우 심각한 문제가 아닐 수 없다.

현대인들의 건강문제는 대부분 경락이 막혀서 발생되는 질환이 많다. 막힌 경락은 유산소운동이나 스트레칭 등을 통해 풀어주는 운동이 도움이 된다. 하지만 굳은 상태에서 무리한 조깅이나 등산은 오히려 건강을 해칠 수도 있다.

특히 무리하게 살을 빼기 위해 웨이트트레이닝을 하다가 심장마비로 사고를 당하는 연예인들이 심심찮게 있다.

이처럼 몸에 맞지 않는 잘못된 운동은 건강을 지켜주는 것이 아니라 치명적인 손상을 가져올 수 있다는 것을 알아야 한다.

또한 운동부족을 해소하기 위해 각종 체육관이나 요가, 명상, 스트레칭, 국선도, 단학 등을 해보지만 지속적인 건강을 유지하고 인류의 숙원인 난치병 예방과 장수에 큰 도움이 되지 않는 것 같다.

현대인들에게 필요한 운동은 단순한 피로 회복 차원의 운동이 아니라 질병을 예방하고 치유할 수 있는 과학적인 운동이 필요하다. 특히 운동부족을 해소하고 지속적인 운동을 할 수 있는 대책이 요구된다.

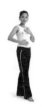

한계 드러낸 현대의학
대체의학이 뜨고 있다!

　　서구식 의학에 의존한 최첨단 의학은 바야흐로 우리 몸에서 모든 암세포를 없앨 수 있는 첨단 기기를 발명하여 암 치료에 활용하고 있는 단계에까지 진보했다. 그러나 면역력 저하에 따른 암 세포의 재발 등으로 암으로 인해 죽어가는 환자들은 더욱 늘어만 가고 있는 현실은 참으로 아이러니가 아닐 수 없다.

　　또한 환경 악화, 약물의 부작용, 스트레스의 증가로 인해 당뇨, 고혈압, 중풍, 지방간 등의 생활습관병과 아토피, 류머티스질환, 근무력증 등 각종 자가면역성질환으로 고통 받는 사람들에 대한 특별한 대책도 없는 실정이다.

　　미국 의학계의 중진으로 시카고 마이클 리세병원장을 지낸 로버트 S. 먼델존은 "나는 현대의학을 믿지 않는다."고 단언하면서 현대의학의 한계와 부작용을 세세히 지적하였다. 그는 의사 처방의 주류를 이루고 있는 항생제가 죽음을 부르고 약물남용이 초래한 비극과 혈압강하제 사용의 문제점, 의사의 사정에 따라 행해지는 수술, 비위생적인 병원에 대해 상세히 지적해 충격을 안겨주었다. 심지어 의사가 일을 하지 않으면 환자가 줄어든다는 통계보고서를 인용하기도 하였다.

1967년 남미 콜롬비아의 수도 보고타에서 의사가 52일 간 파업에 돌입한 결과 사망률이 35% 격감했으며, 같은 해 캘리포니아 로스앤젤레스에서도 의사 파업 결과 사망률이 18% 격감과 수술이 60% 줄었다는 것이 확인되었다고 한다. 또한 1973년에는 이스라엘에서 이와 유사한 일이 일어났다고 한다.

이와 같은 현상은 무엇을 말해주는가? 각종 의료사고의 감소, 병원 입원환자의 의지력 저하로 인한 사망률 감소, 대체의학으로 인한 질병치료 등에 기인된 것으로 보인다.

이 같은 저술내용은 현 의료계의 전부를 대표한다고 할 수 없으나 현 의료의 한계와 부작용을 잘 말해주고 있다고 볼 수 있다.

국내에서는 의료법률 사고를 주로 맡았던 모 부장판사가 "환자를 잘 고치는 사람이 진정한 의사다"라는 책을 저술하여 의료에 대한 국민의 사고체계를 바꿔놓기도 했다.

다행히 국내에서 이와 같은 현실을 인식하고 새로운 의학 패러다임인 심신통합의학을 발전시키고 있는 일명 '선진국형 대학병원'이 늘어나고 있는 것은 고무적인 일이다.

이제 병원에서도 각종 대체요법으로 질병을 치료하는 방향으로 발전되고 있음을 볼 때 다행한 일이라고 할 수 있겠다.

삶의 질을 떨어뜨리는 현대인의 고질병들

생활습관병 증가

암, 고혈압, 당뇨병, 중풍, 고지혈증, 심장질환 등은 과거에 성인들만 걸리는 질환으로 성인병으로 분류되었다. 그러나 오늘날은 사정이 많이 달라졌다. 다양한 계층에서 폭발적인 발병률을 보이고 있기 때문이다. 그런데 문제는 이러한 질환들은 특별한 원인을 찾지 못하고 있다는 점이다. 그래서 생활습관을 관리하지 못해서 발생하는 질병으로 분류시켜 놓고 있다. 따라서 현대의학에서는 특별한 치료대책이 없으며, 평생 조절할 수 있는 약을 먹어야 한다고 처방하고 있다.

매일 약을 먹어야 하는 환자들은 심리적인 위축감으로 매우 부담스러울 뿐만 아니라 약물에 의한 또다른 피해가 발생됨으로써 더욱더 위축되고 건강은 악화될 뿐이다.

강압제로 사용되는 약물은 인체에 치명적인 것으로 알려지고 있으나 원인을 제거하지 않고 증상인 혈압을 떨어뜨리는 데 중점을 둘 뿐이다.

생활습관병을 일으키는 고혈압은 여러 가지 원인에서 발생된다. 신장 이상, 심장 이상, 간장 이상, 혈관 이상, 호르몬 이상 등이다. 이러한 근본원인을 제거하면서 혈압을 내리는 대책을 강구해야 한다.

암은 가장 위협적이다. 주변에 가족이나 친지 중 암에 걸리지 않은 사람은 거의 없을 정도로 보편화 되어가고 있다. 인체에 결절 등이 있으면 무조건 암 조직검사를 하여 초기에 발견해야 치료가 된다고 강요한다.

정상적인 사람도 병원에서 암 진단을 받으면 몇 달 못가서 사망하게 되는 경우가 많다. 물론 암을 조기 발견하여 조기에 치료하는 것은 매우 중요하다. 하지만 이로 인한 심리적인 폐해 등은 매우 심각할 정도에 이르렀다. 필자는 아주 정상적인 사람이 진단 오류로 인해 암으로 판명되어 수술을 받았거나 이로 인한 후유증으로 진짜 암으로 전환된 사례를 많이 보아왔다.

우리는 암의 공포로부터 벗어나야 한다. 현대의학은 암세포를 모두 찾아서 제거할 수 있을 정도로 기술을 개발하였다고 한다. 하지만 치료율은 아직도 50% 수준이며 대부분 수술, 방사선치료, 항암제 치료 등으로 치료 후에도 재발 등 심각하게 생명을 위협하고 있다.

유전자의학의 발달로 암은 어떤 원인에 의해 유전자의 염기서열 변화에 의해 발생되는 것으로 정의하고 있다. 여기서 말하는 어떤 원인이란 흡연, 술, 육류 등 발암물질과 스트레스를 꼽고 있다. 특히 심한 상실감 등 스트레스는 암의 90%를 발생시키는 요인으로 지목받고 있다.

이와 같은 것을 고려해 볼 때 암에 대한 정책에 문제가 있다고 보여진다. 암은 치료기술 문제가 아니고 치료를 못하는 의료기관의 탓도 아니다. 그보다 더 중요한 것은 암세포가 변질되지 않도록 하는 환경과 스트레스를 이길 수 있는 예방운동과 정신과 신체건강이 보다 중요하다.

이런 노력을 하지 않으면 암은 결코 극복될 수 없을 것이다. 우리 몸에는 하루에도 1,000~2,000개 이상의 암세포가 생성된다고 한다. 암에 걸리지 않는 이유는 우리 인체의 면역력이 강하기 때문이다. 면역력을 극대화할 수 있는 예방대책이 절실히 요구된다.

🔩 자가면역성질환 증가

현대인들에게 암, 에이즈를 제외하고 생명에는 지장이 없으나 유행처럼 괴롭히고 있는 질환은 자가면역성질환이다. 자가면역성질환은 에이즈, 관절염, 신장염, 류머티스관절염, 전신성 홍반성 루푸스, 전신성 홍반성 안창, 쇼그렌증후군, 여러 호르몬 이상, 당뇨병의 일부, 정신분열, 천식, 비염, 아토피, 경피증, 레이노증후군, 강직성척추염, 베체트씨병 등이다.

자가면역성질환은 대표적인 면역성질환이다. 자가면역성질환이 유행하고 있는 것은 현대인들이 정신적, 신체적으로 그만큼 약해졌다는 증거이다. 인체의 저항력은 인체를 방어하고 있는 면역체계에 의해 유지된다. 특히 면역에서 핵심적인 역할을 하고 있는 백혈구세포가 T임파구라고 할 수가 있다. 골수에서 생산된 모든 세포는 가슴의 흉선에서 자기와 비자기를 구별하는 훈련을 받아야 한다.

그러나 스트레스 등 여러 원인에 의해 건강이 악화되면 흉선 기능

상실로 T세포가 적절한 훈련을 받지 못하게 된다. 자기세포를 방어해야 할 T임파구가 자기세포를 공격하여 발생하는 질병이 자가면역성질환이다.

정부가 자기 역할을 못하고 무능하면 군사반란이 일어나듯이 자신이 건강관리에 소홀하고 제 역할을 못하기 때문에 경각심을 일으키기 위해 자신의 세포를 공격하는 것이다. T임파구가 변질된 것이다. 어떤 원인에 의해 T임파구 프로그램이 변경되어 발생되는 것이다.

T임파구 프로그램을 변질시키는 가장 큰 원인은 건강관리, 마음관리에 문제가 있다는 것을 의미한다. 운동 부족, 공해, 오염된 식품, 각종 스트레스는 체질을 변하게 하고 T임파구를 무력화시키게 된다.

자가면역질환을 치료하기 위한 현대의학의 대책은 자기의 면역을 담당하고 있는 병든 T세포를 억제하는 항생제일 뿐이다. 이런 처방으로는 근치가 곤란하고 악순환을 반복할 뿐이다. 근본적인 건강대책을 강구해야 한다.

정신질환자의 증가

현대처럼 정신질환자가 많은 경우는 없었을 것이다. 과거 농경시대에도 정신질환자들이 있었을까? 물질문명이 발달하고 생활이 윤택해질수록 정신질환자들은 급증하고 있다. 특히 신경증 환자, 우울증 환자, 정신분열증 환자, 치매 환자 등이 급증하고 있다.

최근 연구보고에 의하면 현대인들의 70% 이상이 정신적인 이상이 있다는 보고가 있다. 정신질환자들이 아니고서는 도저히 발생할 수 없는 일들이 지구상에는 끊임없이 일어나고 있기 때문이다. 정신질환자들은 일부 종교에 심취된 사람들도 포함된다. 자신의 종교를 위해 타인의 종교를 배척하고 심지어 전쟁을 일으키거나 살인을 정당화시키는 종교인들도 정신질환자에 해당된다. 911테러, 이라크전쟁, 아프카니스탄 납치 등 국제적으로 이슈화 되고 있는 우주의 본심을 잃어버린 정신질환자들이 이에 해당된다.

정신질환은 내분비선인 호르몬과 밀접한 관련이 있는 것으로 알려져 있다. 호르몬은 마음작용의 결과다. 경쟁과 스트레스 속에 살아가는 현대인들에게 엔돌핀 등 삶의 활기를 높여주는 호르몬이 나올 리가 없다. 일정한 기간 동안 호르몬 생산이 안 되면 뇌는 호르몬 생산을 잊어버릴 수도 있다. 긴장과 강박관념에 쌓인 현대인들은 호르몬 균형이 상실되어가고 있다. 교감신경 위주의 생활로 코티졸 및 노르아드레날린 호르몬의 과잉생산으로 신체는 굳고 있으며 뇌세포가 손상되는 등 심각한 우려 수준에 도달하였다.

대체의학을 바로 알자

대체의학이란 서구적인 용어로 현대의학의 한계를 극복하기 위해 새롭게 의학으로 인정되어 효과를 발휘하고 있는 의학체계를 말한다. 서구적인 입장에서 보면 동양의 전통의학이나 운동법인 침술, 기치료, 요가, 기공, 명상, 마사지, 인도의 아유르베다의학, 동종의학, 식이요법, 물요법, 빛요법, 소리요법 등을 망라한다.

현대 서구인들은 50% 이상이 대체의학에 의존하고 있는 것으로 알려져 있다. 우리의 입장에서 보면 침이나 뜸, 부항, 한약 등은 대체의학이 아니라 정규의학으로 인정되고 있으므로 한국식 대체의학은 요가, 기공, 명상, 수기요법, 음식요법 등과 기타 민간요법, 민의요법 등을 포괄하는 의미이다.

한국의 대체요법 중 가장 효과가 탁월한 것은 기공요법, 수기요법, 심리요법이라고 볼 수가 있다. 기타 요가, 명상, 국선도 등은 이미 국내에 정착된 지 오래되었고, 현대의학과 병행하여 보조요법으로 발전되고 있으며 심신단련의 주요 수단으로 활용되고 있다.

수기요법이나 기공, 명상, 심리요법이 단순히 건강관리 차원이 아니라 적극적인 방법으로 질병을 예방하고 난치병을 치료하는 중요한 보조적인 의학으로 발전되고 있다. 이러한 대체의학의 효과가 이미 현대과학으로 입증되고 있다. 적극적인 의학개념으로 받아들여 과학성과 효과성을 높일 수 있는 대책이 절실히 필요할 때라고 볼 수가 있다.

대체의학은 약에 대한 부작용이 없으며 질병을 스스로 배워서 치료할 수 있다는 장점이 있다. 태어날 때 신이 부여한 면역력과 자연치유력을 회복시켜 진정한 건강을 찾을 수 있다는 확신을 가져야 된다.

기공

기공이라는 용어는 중국에서 기에 공을 들인다는 의미로 정의한 이래 국내뿐만 아니라 서양에서도 기공으로 불린다. 중국에는 약 2,000여 개의 기공 수련법이 있으며, 약 200여 개의 단체가 활성화되어 있다고 한다. 중국의 대표적인 수련법은 태극권이다. 태극권은 역경의 원리를 적용한 대표적인 기공수련법으로 새벽에 공원 등에서 주로 단체로 수련하며 호흡과 병행하여 기를 느끼면서 천천히 수련하는 데 각종 난치병 수련에 크게 도움이 되는 것으로 알려지면서 국내뿐만 아니라 세계로 보급되어 건강요법으로 자리잡아가고 있다.

이밖에 중화양생익지공, 혜령공, 천주기공, 밀종공, 장밀공, 엄신기공, 곽림신기공, 학상장기공, 파룬공 등의 기공법이 유행하였다. 기공이 암 등 난치병 치료에 도움이 된다는 것을 최초로 세상에 알린 기공사는 곽림 여사다. 곽림 여사는 자신이 말기암에 걸렸는데 조상으로부터 전해져 내려온 기공법으로 자신의 암을 치료하였을 뿐만 아니라 청화대학 등에서 말기암 환자 수십 명을 대상으로 실험하여 완치시키는 데 성공을 거두었다. 그녀는 80세 이상까지 생존하면서 수많은 난치성 환자를 치료하면서 생을 마쳤다고 한다. 국내에도 곽림 신기공이란 책자로 소개되어 암 치료에 활용되고 있다.

엄신 신공으로 알려진 엄신 기공사 또한 기공수련뿐만 아니라 기공치료로 뛰어난 능력을 보여주었다. 그는 의념력실험을 통해 수백 킬로 떨어진 곳에 있는 물질을 변화시키는 실험에 참가하여 의념으로 물질을 변화시키는 데 성공하였으며, 수많은 난치성 환자를 기 치료로 회생시키는 능력을 보여주었다.

🎗 국선도

국내에도 중국 기공뿐만 아니라 수많은 수련법이 활성화되고 있다. 국선도 수련법은 청산 선사에 의해 최초로 일반인들에게 알려지면서 활성화되었다. 청산 선사는 수백 년 전부터 내려오는 민족 심신 수련법인 국선도를 전수받아 오다가 일반인들에게 최초로 보급하였다. 그는 최초의 보급 시 불속에서 타지 않는 시범, 물속에 들어가서 20분 이상 견디는 시범 등 거의 초인적인 능력을 보여줌으로써 보급을 확산시켰다고 한다.

국선도의 가장 근본적인 원리는 단전호흡에 있다. 아랫배 하단전에 단전호흡을 통해 축기를 하고 소주천, 대주천을 통해 전신경락을 뚫어줌으로써 거의 초인적인 경지에 이를 수 있는 민족 비전의 수련법으로 알려져 있다. 청산 선사 이후 덕당 정사에 의해 그 맥이 이어져 국내·외에 보급되면서 중요한 건강법으로 발전되고 있다.

국선도의 핵심은 단전호흡을 통해 인체에 충분한 산소를 공급하고 오장육부를 운동시키며 우주의 에너지를 하단전에 축기시켜 기를 모든 세포에 공급한다는 데 있다.

우리 인체는 산소가 조금만 부족해도 세포가 괴사된다. 암의 주요 원인이 체내의 산소 부족 때문이라고도 하는 만큼 단전호흡은 중요하다. 또한 세포 건강과 DNA의 활성화에 매우 중요한 우주의 생기를 공급하여 세포 건강을 달성할 수 있으며, 명상으로 뇌의 송과체와 뇌하수체를 활성화시켜 내분비 기능을 정상화하고 개인의 잠재능력을 극대화하는 등 그 효과는 실로 크다고 할 수가 있다.

또한 국선도의 핵심공법인 조신법으로 전신을 스트레칭 하여 바른 체형을 유지시켜주고 근력을 유연성 있게 하는 등 가장 과학적인 수련법으로 꾸준히 수련하면 각종 질병을 예방하고 치유하는 데도 큰 효과가 있는 것으로 알려지고 있다.

🧘 요가명상

요가는 부처님이 수련하여 깨달음에 이르렀다는 최고의 명상수련법으로 인도에서 수천 년 간 이어져 내려오고 있는 인도 전통 건강 수련법이다. 요가 수련의 목적은 생로병사를 초월하는 깨달음에 있다. 아사나 수련을 통해 7개 챠크라의 문을 열고 우주와 합일이 된다는 수련법으로 수련의 경지에 이르렀을 때 몸은 어린이처럼 유연하게 된다. 호흡 수련의 경지에 이르면 무호흡에 이를 정도로 전신경락이 뚫리게 되는 등 요가 수련의 효과는 매우 뛰어난 편이다.

하지만 상업주의와 결합된 수련법은 부작용을 초래하기 마련이다. 3~6개월 정도 요가수련으로 사범자격증을 받은 사범들에 의한 스트레칭 위주의 요가지도를 하게 됨으로써 근본적인 요가정신을 잃어가고 있다.

따라서 일반인들로부터 점차 멀어지고 있는데 참으로 안타깝다. 건강 유지에 있어 국내 수련법이든 국외 수련법이든 중요하지가 않다. 비록 요가 수련법이 인도의 수련법이라고 하더라도 이미 수천 년 전부터 효과가 입증된 건강 수련법으로 핵심적인 원리와 정통 수련법을 정확하게 보급하여 건강에 기여해야 한다.

수기요법

수기요법은 기 치료, 수기지압, 마사지, 수기 교정 등을 통해 치료에 활용되고 있는 요법이다. 국내에는 수천 년 전부터 전통적인 약손요법이 전해져 내려오고 있다. 수기요법의 목적은 신체의 막힌 경락이나 경혈을 풀어주어 경락소통을 원활하게 해주거나 수련으로 쌓은 자신의 기를 이용해 환자의 나쁜 기를 없애주어 자연치유력을 극대화시켜 질병을 치료하는 데 사용된다.

수기요법은 지압, 마사지, 안마, 추나요법, 카이로프랙틱, 기치료, 장부조절법, 쾌장경락마사지, 스포츠마사지 등 종류가 수없이 많이 있다. 그러나 일반적인 지압이나 마사지 등은 피로회복이나 미용목적으로 사용되고 있으며, 질병을 치료하는 데 사용되는 수기요법은 약손요법, 활의무술, 쾌장경락, 카이로프랙틱 등이라고 할 수가 있다.

약손요법은 기와 경락의 원리를 적용하여 이동현 선생이 발전시켰으며, 활의무술요법은 기공과 수기치료의 거두라고 할 수 있는 피영준 박사가 맥을 이어오고 있는 맨손치료법으로 미국 황제한의과대학에서 에이즈환자 12명을 완치시켜 수기요법으로 난치병인 에이즈까지 치료할 수 있다는 사실이 알려지면서 국내·외적으로 놀라게 한 적이 있다.

쾌장경락은 필자가 발전시킨 수기요법으로 장부, 척추, 경락, 두개골을 약손과 약발로 쾌통시켜 질병을 치료하는 수기요법이다. 각종 아토피, 당뇨병, 고혈압 등 생활습관병 치료에 탁월한 요법으로 알려지게 되었다.

수기요법은 국내뿐만 아니라 중국, 미국 등에서 대체의학의 핵심 수단으로 발전되고 있다. 손 치료라는 의미가 있는 카이로프랙틱은 정규대학이 있어 일정한 자격을 갖춘 자만 시술할 수 있도록 되어 있다.

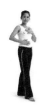

기공의학이
뜨고 있다!

 ## 양자의학이 밝힌 기의 실체

동양의학의 '기(氣)' 하면 보이지 않는 것, 만질 수 없는 것, 느낄 수 없는 것이라고 하여 비과학적, 미신적으로 치부했던 시절이 있었다. 현대 물리학의 핵심이라고 할 수 있는 양자이론에 의해 기의 실체가 밝혀진 지도 오래 되었으나 아직도 기를 보이지 않는 물질이라고 하여 믿지 못하는 사람들이 우리 주변에 많이 있음을 볼 때 매우 안타깝다.

양자의학이란 분자, 세포, 조직, 장기의 보이지 않는 부분, 즉 원자 이하의 소립자, 에너지, 파동 및 초양자장 등을 다루는 의학으로 미세파동을 다루는 의학이다. 양자이론에 의하면 인체를 구성하는 분자, DNA, 물, 세포, 장기, 육체 등은 모두 에너지장을 가지고 있으며 인체 내부뿐만 아니라 우주와 연결되어 있다고 한다.

사람의 마음은 표면의식, 개인 무의식, 집단 무의식과 같은 3층 구조로 되어 있다. 집단 무의식 차원에서는 전 인류가 하나로 연결되어 있고 우주와 하나로 연결되어 있다고 한다.

따라서 마음은 에너지와 같아 몸 밖으로 방사하여 다른 사람에게 전달될 수 있고 치료할 수 있어 원격진단이나 원격치료도 가능한 것으로 연구 결과 알려지고 있다.

동양에서는 예로부터 기는 빛, 소리, 파동 형태를 띠고 있으며, 기를 이용한 기공치료를 하여 각종 난치병 등을 치료하였는데 양자이론이 과학적으로 검증해준 것이라고 할 수가 있다.

양자의학에서 말하는 정보−에너지장은 기공에서 알려진 오라나 후광과 같은 개념이다. 인체를 구성하고 있는 각 조직이나 세포가 건강할 때 그 사람의 얼굴 형색은 밝고 빛나지만 질병을 가지고 있을 때는 얼굴색이 별로 좋지가 않다.

따라서 인체에서 나오는 에너지의 색은 얼굴에 나타나기 마련인데 동양의학에서는 얼굴색을 보고 질병을 진단하는 데 활용하기도 한다. 이는 양자의학에서 말하는 정보에너지장 이론과 일맥상통한다.

기공수련을 통해 공능이 다소 높아진 치유사들은 인체의 오라를 보고 진단하거나 치료로 활용한다.

따라서 기공치료는 결코 비과학적이거나 미신적인 치료가 아니고 가장 초과학적이고 우수한 치료법이라는 것을 인식할 필요가 있는 것이다.

기공의학은 무공해 의학이다!

기공법은 수천 년의 역사를 가지고 있으며 암 등 불치병의 자가치료에 가장 효율적으로 사용되고 있는 기공의학 분야라고 할 수가 있다. 기공은 이제 단순히 심신수련 차원이 아니라 난치병을 치료하는 가장 효과적인 의학으로 승격되어야 마땅하다.

기공의학은 무공해 의학으로 가장 안전하고 가장 효과적이라는 사실은 많은 연구 결과가 보여주고 있다.

경락학설에 의하면 모든 질병은 경락이 막혀서 발생하는 것으로 정의하고 있다. 경락이 막히면 경락 속으로 기가 흐르지 않아 혈액순환이 안 되고 근육과 림프가 굳게 됨으로써 각종 질병이 유발된다는 것이다.

이와 같은 학설은 수천 년 간 내려오면서 동양의학의 핵심이 되었다. 동양의학은 한때 서양의 과학기술에 밀려 미신적으로 치부된 적이 있었으나 과학의 한계성을 인식한 서양과학자들이나 의학자들에 의해 동양의학을 과학적인 입장에서 연구하여 많은 성과를 내고 있으며, 주요 의학으로 발전시키고 있는 실정이다.

동양의학은 막힌 경락을 뚫어주기 위해 한약을 사용하거나 침이나 뜸, 지압, 안마 등을 주요 수단으로 한다. 기공은 막힌 경락을 뚫어주는 데 가장 효과적인 수단으로 과거에는 오직 신선들만 양생법, 건강법, 장수법으로 활용하여 왔던 것이다.

기공은 스스로 막힌 경락을 뚫어주어 완벽한 건강을 추구하고 의식의 각성상태인 깨달음에 이르게 하는 고도의 수련법이자 자연건강법이다.

기공수련단계에서 반드시 거쳐야 하는 축기법, 소주천, 대주천, 중맥 수련, 빛 수련 등은 막힌 경락을 뚫어주기 위한 절차에 불과하다. 전신 경락이 뚫리면 강한 에너지장으로 형성되어 면역력이 극대화되어 질병이 없는 무병장수 생활을 할 수 있게 된다.

지금은 옛 선조들이 수련하여 건강을 유지했던 기공의학을 다시 받아들여야 할 시기가 왔다.

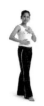

자연 치유력 회복만이
건강 지키는 비결

인간의 망가진 몸과 정신을 치료하는 수단은 이제 자연치유력 회복밖에 없다. 인간의 육체나 정신은 아무리 혹사를 당하였다고 하더라도 원래의 상태로 돌아가려고 하는 자연 치유력이 있다.

대자연이 비나 태풍 등을 통해 주기적으로 자연을 정화시키듯이 인체도 항상성을 유지하기 위한 강한 자연 치유력이 있다.

인체의 자연 치유력 발동은 우뇌가 알파파 상태에 있을 때 발동되는 무의식에 의해서 발휘된다. 이 무의식을 지배하는 것은 바로 우뇌이다. 또한 생명체를 보존하는 자율신경은 이 무의식의 지배를 받기 때문에 무의식을 의식적으로 지배하는 방법을 습득하면 정신적, 육체적 잠재능력을 원하는 대로 발휘할 수 있다.

인간의 무의식은 고도의 집중력에 의해서 발휘된다. 따라서 자연 치유력을 회복하려면 약물이나 음식 등의 기타 방법이 아니라 명상을 통해 우주 에너지와 파동을 일치시키는 방법밖에 없다는 것을 인식할 때가 왔다.

현대의학과 과학기술의 발달은 인간을 자연으로부터 멀어지게 했고 물질문명의 발달로 좀 더 편한 생활을 영위하게 되었으나, 그만큼 체력 저하로 질병에 대한 저항력은 급격히 떨어지게 되었다.

각종 질병은 자연의 도전으로부터 적응시키기 위한 자연 치유의 반응인데 이를 무시하고 과도한 항생제의 사용으로 오히려 자연 치유력이 떨어져 사소한 환경변화에도 쉽게 질병에 노출되어 왔다고 볼 수가 있다.

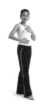

신개념 건강법
9궁 통기법 탄생

9궁 통기법은 역경의 원리를 인체에 적용하여 기공, 요가, 명상, 단전호흡, 심리치료, 음악치료, 기도 최면과 NLP, 마사지 등 최신 건강법의 원리와 핵심을 적용하여 현대인들에게 맞도록 구성된 건강법이다.

9궁 통기법을 개발한 이래 많은 사람들이 각종 난치병으로부터 회복되고 있으며, 심지어 암세포가 줄어들어 치유되는 사례를 목격하기도 하였다. 또한 현대인들의 고민인 비만치료에 탁월한 효과가 있었다.

9궁 통기법이 질병 치료에 탁월한 효과가 있는 것은 인체를 대자연과 하나가 되게 하는 수련법이기 때문이다. 옛 선인들은 인간을 소우주로 보고 대우주인 자연과 교류를 해야 건강하다고 설파해 왔다. 현대인들의 각종 질환은 대우주와의 교류가 단절되고 현대과학에만 의존한 결과 발생된 것이다.

따라서 올바른 수련법과 올바른 지도자를 만나기가 쉽지 않다. 이런 한계를 극복하기 위해 누구나 쉽게 배워 기공이나 명상효과를 낼 수 있는 수련법을 찾기 위해 수많은 날을 소비했다. 드디어 '오장육부 9궁 통기법'으로 명품을 완성했다.

9궁 통기법은 명상, 기공의 정수가 들어 있다. 9궁 통기법의 수련 원리대로 단련하면 마음 문제, 육체 문제를 동시에 해결할 수가 있다. 누구든지 수련법을 활용하면 마음이 변하고 몸이 변하고 운명이 바뀔 것이다.

제 2 장

9궁 통기법의
놀라운 '힘'

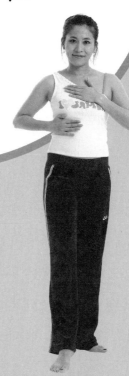

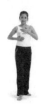

놀라운 '신비'
9궁 통기법이란?

　　현대과학의 양자이론과 양자의학에서 몸과 마음은 하나이고 우리는 모두 우주에 충만된 정보를 가진 초양자장에 의해 하나로 연결되어 있다는 것이 밝혀졌다. 세부적으로 분석을 해보면 인간은 무의식 – 호르몬 – 의식(마음) – 기 – 경락 – 신경 – 혈액 – 근육 – 근막 – 임파 – 인대 – 뼈 등과 연계성을 가지게 되고, 세포적인 측면에서 보면 세포 – 분자 – 원자 – 중성자 – 소립자 등으로 연결되어 있는 시스템적인 구조로 이어져 있다는 것을 알 수가 있다.

　　현대의학의 범위는 혈액이나 근육, 근막, 인대, 뼈 등을 치료의 대상으로 삼는다. 그 이상의 경락이나 정신, 의식이나 무의식적인 치료는 현대의학의 대상이 아니라 종교적이거나 심리치료의 범위에 속한다.

　　9궁 통기법 수련은 우주에 충만된 초양자장이라고 볼 수 있는 우주의 파장을 이용하여 현대과학이나 의학이 접근하기 어려운 무의식에 접근하여 진정한 건강을 회복하는 수련법이다.

대부분의 질병은 무의식 차원의 호르몬과 의식 차원의 기의 부조화로 발생된다고 볼 수가 있다. 무의식 차원은 우주적인 차원이고 영적인 차원이다. 영적인 차원인 호르몬이 조금만 부족해도 인체는 난치병에 걸리게 된다. 또한 무의식은 우주와 교감하면서 우주의 에너지를 받고 있다. 따라서 인간은 영적인 존재인 것이다.

9궁 통기법 수련은 인체의 최상부라고 할 수 있는 무의식에 접근하여 치료하므로 일반적인 건강법과는 차원이 다르다. 영적인 건강을 통해 그 이하의 문제점을 스스로 해결하도록 하는 것이다. 그렇다면 어떤 원리에 의해 자발통기법과 관련이 있는지 살펴보도록 하자.

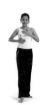

9궁 통기법은
무의식 기능을 정상화한다

9궁 통기법은 자연 치유력의 핵심인 무의식의 기능을 정상
화하는 효과가 있다.

인간의 마음은 의식과 무의식으로 구별된다. 의식은 우리가 현재
느끼고 생각하는 현재의식을 말하며, 관련된 뇌의 부위는 대뇌라고
볼 수가 있다. 대뇌가 가장 발달한 동물은 인간이다. 대뇌의 세부적
인 기능은 운동, 감각 및 희로애락의 감정을 주관하고 학습과 기억,
언어활동, 그리고 사색 및 창조 등 수준 높은 정신활동이 이루어진
다. 인간이 만물의 영장인 이유는 다른 동물에 비해 대뇌가 발달되었
기 때문이라고도 볼 수가 있다.

이에 비해 무의식은 의식을 조종하는 영역으로 잠재의식, 심의식
이라고도 부르며 무의식에는 개인 무의식, 집단 무의식으로 분류한
다. 무의식을 담당하는 머리의 부위는 간뇌이다. 간뇌에는 시상하부,
뇌하수체, 송과체 등 뇌에서 가장 중요한 장기가 위치한 곳으로 각종

호르몬 등 내분비계통을 조절하고 자율신경을 조절하는 중추가 있는 곳이다.

인체 건강의 비밀은 바로 무의식에 있다. 과거 선조들은 명상을 통해 건강을 찾고 깨달음을 찾아 수련하였는데 그 핵심은 무의식에 대한 접근이었다. 따라서 무의식에 접근하려면 현재의식을 주관하는 대뇌가 활동하지 않아야 접근이 가능하기 때문에 각종 번뇌 등을 버리는 수련을 통해 대뇌활동을 잠재우는 수련을 하였던 것이다.

오늘날 대부분의 수련도 이와 마찬가지다. 현실적인 잡념이 많으면 무의식에 대한 접근이 불가능하다. 종교인들은 무의식에 접근하여 신과 교감할 수 있었고, 무당들은 무의식에 접근하여 신과 접촉하여 미래를 예측하거나 신치료를 할 수 있었으며, 수련인들은 무의식에 접근하여 개인 무의식과 집단 무의식에 파동을 맞춤으로써 깨달음을 얻었던 것이다.

따라서 무의식에 대한 접근이야말로 건강과 성공과 깨달음의 비결이라고 할 수가 있다.

이와 같은 동양의 선을 학습한 프로이드는 무의식의 발견이라는 책자를 통해 체계적인 심리치료로 발전을 시켰으며, 또한 동양 수련법을 터득한 칼 융에 의해 비약적인 발전을 이루었던 것이다.

수련법을 제외하고 무의식에 접근하는 가장 빠른 방법은 최면법이다. 최면법은 심리치료뿐만 아니라 각종 난치병 치료에도 많이 활용되고 있다. 미국 스탠포드대학의 스피겔은 1976년 86명의 유방암 환자를 대상으로 최면치료를 한 결과 최면치료를 추가한 환자의 생존율이 18개월 더 연장되었다고 하였으며 금연, 약물중독, 통증, 비행 공포 등 심리적인 치료에 절대적으로 중요한 치료술로 발전되고 있다. 최면은 무의식에 이르는 중요한 수단이고 문이다.

그러나 최면이 대중화 되지 못하고 일부 종교에서는 최면을 반대하는 경우가 있는데 최면은 신과 만날 수 있는 극비의 문이기 때문이다. 최근 몇 명의 종교 지도자들을 만났는데 그들이 대중을 모으고 확산시킬 수 있었던 것은 최면을 배워 교리 전파에 활용했기 때문이라는 양심적인 고백을 들은 바 있다. 왜 일반 신도들이 기공, 명상, 최면을 멀리하게 해야 하는지 이해가 갈 것이다.

선진국으로 갈수록 의식이 깨어있는 사람들이 많이 있다. 다양한 수련법을 접목하기 때문이다. 그러나 후진국으로 갈수록 제약이 많다. 어떤 국가는 국민을 우민화시키는 정책을 펴기도 한다. 예를 들면 중국 등에서는 종교를 금지하고 있으며, 건강법으로 발전된 기공법까지 공산주의 사상에 장애가 된다고 하여 태극권 외의 각종 수련법은 통제하는 단계에 이르렀다고 한다. 국민이 깨어나지 못하면 나라가 망하게 된다는 사실을 알아야 한다. 종교에서도 각성이 일어나야 한다.

종교인들이 건강해야 참 종교가 이루어진다. 건강하지 않고 나약한 신도들로는 종교가 쇠퇴되기 마련이다. 종교에서 최면과 기공의 원리를 가르친다면 신에게 더 가까이 다가설 수가 있으며, 보다 건강한 종교인을 만드는 데 크게 기여할 것이다.

또 다른 이유는 최면이나 기공은 누구에게나 즉시 적용되거나 활용되기 어렵다는 데 있다. 국민들 중 $\frac{1}{3}$ 정도는 최면에 걸리기 어려운 유형이고 기감을 못 느낄 수 있다. 그러나 지속적으로 노력한다면 누구나 느끼고 활용하는 것이 가능하다.

이와 같은 문제점을 해소하기 위해 발전되고 있는 분야가 NLP요법이다. NLP요법은 최면에 걸리기 어려운 사람들도 은유나 메타포를 이용해서 쉽게 무의식에 접근하여 질병 치료뿐만 아니라 사업, 잠재능력 향상 등 각종 분야에 접목시킴으로써 매우 탁월한 효과를 내도록 되어 있다.

그래서 많은 심리치료사, 한의사들이 배워 자신의 업무를 배가시키고 있다고 한다.

무의식을 활용한 건강법으로는 기공이나 명상 외에 기도요법이 있다. 기도는 염력을 이용한 파장건강법으로 자신이 잘 알고 있는 사람들에게는 큰 도움이 되는 것으로 연구결과 밝혀지고 있다.

9궁 통기법은 무의식에 가장 빨리 접근할 수 있도록 체계화되어 있다. 자신의 9개 방을 손의 노궁혈로 두드리면서 가장 좋았던 기억이나 장소에 파동을 맞추면서 두드리다보면 현재의 의식은 없어지고 무의식에 쉽게 도달한다. 무의식이 좋은 파장으로 대치됨으로써 몸속의 질병인 탁기, 불필요한 기, 사기 등이 없어지게 됨으로써 각종 호르몬 기능이 정상화되고 신경기능이 회복됨으로써 저절로 치유가 되는 획기적인 건강법인 것이다.

　9궁 통기법을 마치고 누워 있으면서 사범의 외기를 발사하면 누구든지 자발 진동 통기현상이 일어난다.

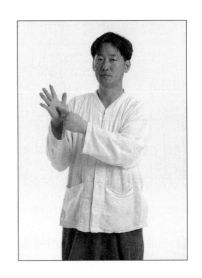

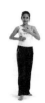

9궁 통기법은
호르몬 기능을 정상화시킨다

건강은 호르몬과 기가 균형을 이룰 때 진정한 건강을 이룰 수가 있다. 호르몬 분비가 저하되면 좋은 에너지가 흐르지 않고 기가 고갈되면 호르몬 생산 활동이 저하된다. 나이가 들고 갱년기가 지나면 호르몬 현상이 저하되는 것을 실감할 수 있는데 이는 체력 저하로 기의 활동이 저하되기 때문이다.

호르몬의 주요 작용은 체온조절, 정서, 본능, 생리 리듬, 성장, 대사작용 등을 한다. 호르몬 조절의 중추사령부는 뇌에 있다. 뇌 중에 무의식을 주관하는 뇌간에 있다. 뇌간 중에 시상하부와 뇌하수체, 송과체가 핵심적인 역할을 한다. 이중 뇌하수체는 성장호르몬, 갑상선자극호르몬, 성선자극호르몬, 부신피질호르몬, 유선자극호르몬, 항이뇨호르몬, 옥시토신 등의 호르몬을 분비하는 호르몬 최고 사령부이다.

송과체에서는 멜라토닌과 세로토닌 호르몬이 분비되면서 생체리듬을 조절한다. 송과체에서 분비되는 멜라토닌 호르몬은 수면중추를 조절하고 세로토닌 호르몬은 뇌파가 알파파 상태로 들어가는 것을 지원하는 호르몬이다. 또한 쾌락호르몬인 도파민과 의식각성에 기여하는 베타 엔돌핀을 분비하고 자율신경과 부교감신경을 조절하는 아세틸콜린 호르몬이 분비된다.

현대의학에 의해 호르몬의 기능이 알려지면서 명상의 효능을 크게 인식하게 되었다. 송과체는 눈을 감으면 활동하게 된다. 눈을 감고 한 곳을 집중하게 되면 송과체가 자극을 받아 영적 산물인 호르몬을 분비하게 된다. 잠을 잘 잘 수 없다는 것은 영적 피로가 증가되었다는 것을 의미한다. 스트레스로 인해 송과체의 기능이 떨어졌다는 것을 의미한다. 또한 송과체는 영상을 보는 작용을 한다. 송과체의 기능이 약한 사람은 영상을 볼 수 있는 힘이 약하다. 명상이나 기공을 하는 것은 송과체를 자극하여 각성시키는 것과 마찬가지다.

최근 연구 결과에 의하면 송과체에서 분비되는 멜라토닌은 노화를 지연시키고 세포를 재생시키는 역할을 하는 것으로 알려지면서 명상의 중요성이 주목 받고 있다.

갑상선에서는 티록신과 갈시토신이 길항작용을 하고 있다. 티록신은 에너지대사와 성장에 관련되어 있으며, 갈시토신은 뼈에서 칼슘과 인산 방출을 방해하는 역할을 한다.

면역기능에 핵심적인 역할을 하는 것은 흉선이다. 흉선은 심장 부근에 위치하면서 면역세포를 훈련시키는 역할을 한다. 흉선호르몬의 분비가 줄어들면 면역력이 약해져 바이러스 감염, 자가면역질환, 암, 간염, 근육 위축증, 전신성 홍반성 루푸스, 연소성 당뇨병, 각종 종양 등 난치성 질병이 발생한다.

신장 위에 있는 부신피질과 수질은 수십 종의 호르몬을 생산한다. 특히 스트레스와 밀접한 관련이 있다. 스트레스를 받으면 아드레날린과 노르아드레날린 호르몬이 분비되어 긴장시켜 몸을 보호한다.

특히 코티졸은 스트레스호르몬이라고 불리는데, 너무 많으면 근육 작용이 소실되고 종양이 많이 발생하며 염증이 발생하므로 체중이 증가된다. 체중이 증가되는 원인은 다른 요인도 있지만 스트레스와 밀접한 관련이 있는 것이다.

최근에는 불로장생 호르몬이라고 하는 DHEA특수 호르몬이 부신피질에서 분비된다는 연구결과가 있다.

췌장에서 분비되는 인슐린과 글루카곤은 혈당을 조절하고 지방산을 분해하면서 대사를 조절하는 역할을 한다.

이외에도 수십 종의 호르몬이 활동하면서 건강을 지켜주고 있다. 호르몬의 원활한 분비는 영적 평화가 깃들 때 활발하게 분비된다. 삶의 의미와 목표를 잃어버리고 경쟁과 긴장된 생활의 반복은 호르몬 분비 저하로 각종 난치성 질환을 유발하는 요인이 된다.

9궁 통기법은 무의식 속에 있는 영적 찌꺼기나 독소를 제거해줌으로써 전인적인 인간으로 성숙되게 해줄 것이다.

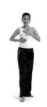

9궁 통기법은
난치병을 치료한다

마음은 표면의식, 신념, 믿음으로 표현되기도 하고 마음의 힘을 염력으로 표현하기도 한다. 영적인 무의식은 마음에 직접적으로 영향을 미치기도 하지만 반대로 마음은 영적인 무의식에 영향을 미치기도 한다.

마음이 무의식에 도달하려면 이완과 집중을 통해 도달할 수 있으며 또한 반복적인 마음은 무의식에 영향을 미친다. 마음과 무의식이 일체가 될 때 질병의 고통으로부터 진정하게 해방될 수 있다.

마음을 주관하는 뇌의 장기는 대뇌다. 질병을 치료하려면 우선 마음에 대해 깊은 이해를 가질 필요가 있다. 성서에 의하면 마음의 생각으로 죄를 지었기 때문에 사해 달라는 기도문이 있듯이 생각은 건강문제뿐만 아니라 성공에 있어서도 중요한 관건이라고 할 수가 있다. 현대의학의 연구에 의하면 질병은 90% 이상이 마음과 관련이 되어 있다고 한다. 따라서 병든 마음을 바꾸지 않고서는 질병 치료가 불가능하다고 볼 수가 있다.

　미국의 저명한 암 치료 전문가 사이먼트 박사는 마음을 이용하여 수많은 사람들을 치료하였는데 그 결과를 모델화하여 발표하였다. 암 발생은 우울감, 절망감, 불안, 충격 등 심리적인 스트레스가 주원인이며, 이러한 스트레스는 변연계를 통해 시상하부와 뇌하수체에 영향을 미치게 된다고 했다. 그렇게 되면 호르몬 분비의 불균형을 초래하여 내분비체계를 문란시켜 면역체계를 떨어뜨림으로써 비정상적인 세포가 증가하여 암세포가 증가한다는 것을 밝혀냈다.

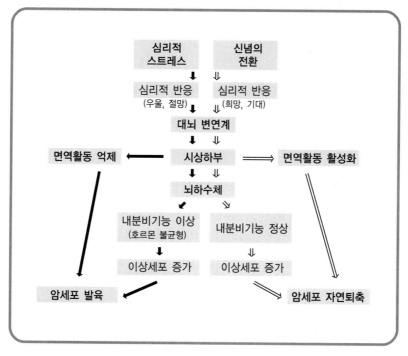

〈칼 사이몬 박사의 암 발생과 암 치유 심신 상관이론 모델〉

따라서 암의 치료 역시 마음을 통해 가능하다는 것을 보여주었다. 일례로 희망이나 기대 등의 긍정적인 심리는 변연계를 통해 시상하부와 뇌하수체에 영향을 미쳐 내분비체계를 정상화하고 호르몬 균형을 회복함으로써 면역 활동의 증가를 가져오고 비정상적인 세포를 감소시켜 회복 및 치유가 된다는 것이다.

이와 같은 이론은 동양의학의 학설을 서양의학자가 과학적으로 검증한 셈이다. 동양의학에서는 마음의 칠정작용을 질병의 가장 큰 원인으로 보고 있기 때문이다.

마음은 폭넓은 의미로 무의식까지 포함하기도 하지만 여기서의 마음은 무의식과 표리관계에 있는 현재 의식의 마음을 위주로 다루기로 한다.

마음은 무의식에 이르는 통로다. 따라서 현재의식을 개발하고 바꾸면 무의식에도 영향을 미쳐 무의식까지 변모시킬 수 있을 뿐만 아니라 육체적인 질병도 치료할 수가 있다.

마음의 작용은 일종의 에너지 형태로 영향을 미친다. 동양의학에서는 마음의 칠정작용을 질병의 중요 원인으로 보고 있으며, 질병을 치료하려면 마음을 다스려야 한다고 설파하고 있다.

마음의 칠정작용이란 희노비사우공경(喜怒悲思憂恐驚)이다. 너무 기뻐하면 심장이 상하고, 분노하면 간이 병들고, 비통하거나 우울하면 폐가 상하고, 공포감을 느끼면 신장이 상한다고 하여 개인의 나쁜 감정을 오장육부에 연결시켜 설명한다.

예를 들면 분노를 잘 하는 사람은 분노의 기가 간 경락을 따라 간에 영향을 미쳐 간경화, 간암 등 각종 간 관련 질환이 유발된다는 이론이다. 이와 같은 원리는 경락편에서 다시 한 번 다룰 것이다.

기공적인 측면에서 볼 때 생각은 곧 일정한 전제와 조건하에서 곧 힘(Power)으로 작용된다. 이 같은 말을 하면 또 보이지 않는 것이라며 비과학적이라고 매도하는 사람도 있을 것이다.

필자는 믿지 않는 사람들에게 반드시 실험을 통해 믿게 해주고 있다. 통상 자신의 손가락이나 팔을 강한 의념으로 길어지거나 늘어나게 할 수도 있다. 또한 염력 파장으로 에너지를 발생시켜 타인에게 발사하여 흔들리게 하거나 자발 진동을 일으키게 할 수도 있다는 것을 보여준다.

그때가 되면 대부분은 믿게 된다. 그러나 유감스럽게도 불감형인 33% 속에 자신이 속한다면 느끼지 못할 수도 있다. 그런 부류에 속한다면 호흡이나 명상을 통해 대뇌의 불필요한 독소를 제거한 후에 시도해야 할 것이다. 자신의 능력으로 느끼지 못한다고 하여 대다수가 믿고 느끼는 것을 부정한다면 이처럼 어리석은 사람도 없을 것이다.

외국에서는 이미 기공사에 의해 발생하는 외기의 효과와 염력효과에 대해 과학적으로 실험을 마쳐 염력이 외부의 물질변화에 영향을 미친다는 연구를 끝냈으며 이미 임상에서 활용하는 단계에 있는데 아직도 기와 염력을 믿지 못하고 논하는 것은 기공 후진국에서나 있을 법한 일이다.

뒷장에서 소개되는 9궁 진동법은 순수하게 외기나 의념에 의해서 실시되는 스스로 치유법이므로 관심이 있는 분은 배워 활용하였으면 하는 바람이다.

그렇다면 누구든지 염력을 이용하여 질병 치유에 활용할 수 있는가 하는 문제이다. 대부분의 수기요법사들은 의념이나 기의 중요성을 인식하지 못하므로 단지 경락을 뚫어주는 효과밖에 기대할 수가 없어 치유효과가 떨어지는 것이다. 치유사는 마음의 에너지가 강해야 한다. 마음의 에너지는 하루 아침에 이루어지는 것이 아니라 전문적인 수련을 통한다면 누구든지 강한 정신력의 소유자가 될 수가 있다.

마음은 일종의 잠재의식에 뿌리를 내리고 있으므로 쉽게 바꾸기가 힘들다. 마음만 바꾸면 질병도 치료되고 성공적인 삶을 살아갈 수 있을 텐데 마음을 잘 바꾸려고 하지 않는다. 아무리 유능한 상담사나 종교지도자들도 마음을 바꾸는 데는 한계가 있기 마련이며 매우 어려운 과정이다.

질병 치료에 있어 마음만 바꾸면 90%는 치료가 되었다고 해도 과언이 아닐 것이다. 따라서 이런 경우에 가장 효과적인 방법이 9궁 통기법 수련법이다. 9궁 통기법으로 세포 속에 쌓여있는 부정적인 감정이 해소되면 저절로 마음이 바뀌게 된다.

마음의 활용에서 상상 이미지의 활용은 과학적으로 입증되었다. 또한 프라시보 효과(위약효과)도 효과가 있는 만큼 마음을 활용한 치료법을 적극적으로 활용해야 할 것이다.

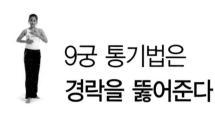

9궁 통기법은 경락을 뚫어준다

　　인간은 기가 흐르면 질병에 걸리지 않고 건강하게 살 수가 있다. 우주만물 또한 지속적으로 흘러 변화하면 썩지 않고 생명활동을 영위할 수가 있다. 흐르는 물은 썩는 일이 없다. 문의 지도리는 벌레가 먹지 않는다. 항상 움직이고 있기 때문이다.

　　사람도 마찬가지다. 신체를 움직이지 않으면 정이 흐르지 않는다. 정이 흐르지 않으면 기가 울체된다. 기가 흐르지 않아 머리에 울체되면 종기나 풍병이 든다. 귀에 울체되면 귀머거리가 된다. 황제내경에 의하면 "기는 운행하지 않으면 안 되니 마치 물이 흐르는 것과 같고 해와 달이 쉬지 않고 움직이는 것 같다."고 하였다.

　　현대인들의 대부분은 전신 경락이 막혀 있다고 해도 과언이 아니다. 인체 경락은 12개의 정 경락과 기경 8경락의 핵심줄기가 장기로부터 말단세포까지 연결되어 있다. 또한 경락 사이에는 365개라는 경혈이 분포되어 신체를 감시하고 기의 흐름을 통해 건강을 유지하면서 살아간다.

막힌 경락은 마치 하천이 썩는 것과 같아서 세포를 병들게 하고 각종 난치병으로 가는 지름길이다. 막힌 경락을 뚫어주는 것이 건강의 핵심이요, 요체라고 볼 수가 있다.

경락은 전신 말단세포까지 거미줄처럼 연결되어 있으면서 인체를 감시하고 세포에게 필요한 에너지와 정보를 공급한다. 인체는 저항력이 강하기 때문에 다소 경락이 막혀도 곧바로 질병에 걸리지 않으나 경락이 한도를 초과하면 질병으로 전환된다. 질병으로 전환되기 전에 인체는 우리에게 신호를 보내준다. 그 신호는 각종 통증이나 부자연스러운 감정 등이다. 비가 오려고 하면 몸이 쑤시는 것은 경락이 막혀 있어 저기압에도 견딜 수 있도록 경락을 뚫어달라는 몸의 자연스러운 신호인 것이다.

인체는 전신이 경락이라고 할 수가 있다. 전신 경락이 모두 열려야 하고 기가 거침없이 흘러야 건강하다고 볼 수가 있다. 9궁 통기법은 전신 경락을 뚫어주고 피부호흡을 통해 뼛속이나 뇌속까지 막힌 경락을 뚫어주는 획기적인 건강요법이다.

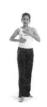

9궁 통기법은
자율신경을 회복시켜준다

신경이란 일종의 신이 통하는 길이다. 신경이 통하지 않으면 말단세포에 기와 에너지, 산소를 공급하는 혈액이 막혀 세포가 괴사를 하거나 DNA가 변형을 일으켜 암 등 무서운 질병을 일으키게 된다.

눈으로 가는 신경이 장해를 일으키면 시각장애인이 되고 귀로 가는 신경이 통하지 않으면 귀머거리가 된다. 다리로 가는 신경이 마비를 일으키면 하체 장애인이 된다. 신경은 중추신경으로부터 말초신경까지 거미줄처럼 연결되어 있으며, 전기적 신호를 일으키고 뇌와 교신하면서 온몸을 조절하고 있다.

최근에 자연 치유를 연구하는 학자들에 의해 자율신경이 난치병에 미치는 영향을 심도있게 연구한 결과 암 등 난치성 질병이 교감신경 위주의 생활에서 비롯된다는 것을 지적하고 있다.

교감신경은 긴장된 생활이나 스트레스를 받을 때 활동하는 신자율신경이다. 교감신경이 과도하게 활동할 때 코티졸 등 스트레스 호르몬이 분비된다. 코티졸은 전신 근육을 긴장시키고 경락, 혈액, 신경선이 원활하게 작동하지 못하게 하며 림프구 생산이 저하됨으로써 암 등 난치성 질환에 걸리게 된다.

그런 반면 부교감신경 위주의 생활은 지나치게 림프구가 증가된 상태로 알레르기 질환에 쉽게 노출된다. 어린이들에게 알레르기성 질환이 많은 이유는 부모의 과잉 보호 때문이라는 것을 인식해야 한다. 새집증후군, 아파트증후군 등 환경만 탓하는 것은 바른 처방이 아니다. 현대인들은 대부분 교감신경 우위의 활동으로 목이나 등이 굳어 있는 경우가 대부분이다. 어깨가 뻐근해지고 등이 쑤시는 곳이 있다면 자율신경 기능이 저하돼 있다는 신호이다.

9궁 통기법은 자율신경을 정상화시켜 주는데 탁월한 효과가 있다. 전신경락이 뚫리게 되어 뭉친 근육이 풀리고 막혔던 경락이 풀리면서 교감신경 과다 활동으로 비정상화된 신체의 기능을 회복시켜 주기 때문이다. 이렇게 되면 운동 부족으로 인한 부교감신경에는 적절한 자극이 가해짐으로써 교감신경과 부교감신경의 균형이 회복되어 건강이 급격히 회복된다.

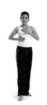

9궁 통기법은
면역력을 높여준다

    최근에는 각종 난치병에 대응하기 위한 요법으로 면역요법 등이 대두되고 있다. 면역에서 중요한 세포는 인체 내의 군대라고 할 수 있는 백혈구다. 백혈구는 과립구와 림프구로 구성되어 있다. 자율 신경의 백혈구 지배 법칙에 의하면 교감신경 우위에는 과립구가 증가되고 부교감신경 우위일 때는 림프구가 증가한다고 한다.

    과립구가 증가하면 체내의 독소인 활성산소가 과다하게 방출되어 우리 몸의 면역력을 떨어뜨리게 됨으로써 각종 난치성 질병에 걸리기 쉽다.

    면역요법은 면역력을 회복함으로써 각종 난치병을 치료하거나 예방하는 활동을 말한다. 면역력 상실은 심한 상실감 등 심리적인 요인과 밀접한 관련이 있는 것으로 알려지고 있다. 심한 스트레스와 심리적인 상실은 면역세포의 활동을 저하시켜 인체를 무방비 상태로 만들 수가 있다.

면역력을 증진시키기 위해 임의적으로 인터페론이나 NK세포 등을 투입한다고 하더라도 심신이 건강해지지 않는다면 면역력은 회복되지 않는다. 건강을 망치는 가장 큰 요인은 스트레스다. 스트레스 과다로 건강이 악화됨으로써 면역력이 저하되어 난치병에 걸리게 되는 것이다. 스트레스를 극복하여 신경을 활성화시키는 것이 면역요법의 원칙이 되어야 한다.

면역력이 높다면 콜레라균을 마셔도 질병에 걸리지 않는다. 전염병이 나도는 환자들과 숙식을 해도 질병에 걸리지 않는다. 환절기만 되면 감기에 걸린다든지 몸이 항상 피곤하다면 면역력이 약화되었다는 것을 의미한다. 약물의 과다 사용도 면역력을 저하시키는 원인이다.

우리 선조들은 단전호흡이나 각종 도인술 등을 통해 자신의 건강을 지키며 높은 면역력을 유지할 수 있었다. 하단전에 축기를 하여 정을 충만히 하고 기를 왕성하게 하여 건강을 증진시키면 일상적인 스트레스는 얼마든지 큰 문제가 되지 않는다. 스트레스를 걱정하지 말고 스트레스에 저항할 수 있는 높은 체력과 정신력을 갖는 것이 보다 중요하다. 9궁 통기법은 몸과 마음을 동시에 건강하게 하는 획기적인 수련법으로 높은 면역력을 갖게 해준다.

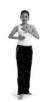

9궁 통기법은
암을 예방하고 자연 치유시킨다

암은 현대인들의 생명을 앗아가는 가장 큰 질병이다. 지금 이 순간에도 수많은 사람들이 암으로 고생하고 있으며, 암에 걸리지 않은 사람들도 암에 대한 공포증을 가지고 있다.

현대인들의 사망자 4명 중 1명은 암으로 사망하고 있다. 이런 통계로 볼 때 4인 가족을 대부분으로 하고 있는 현대인들에게 가족 중 1명은 암으로 사망한다고 볼 수가 있다.

각국에서 천문학적인 예산을 투입하여 암 정복을 위해 노력하고 있으나 완치율은 아직까지 50% 수준밖에 안 되고 완치가 된다고 하더라도 재발 등으로 심한 두려움과 공포 속에 살아갈 수밖에 없다.

현대의학에서 주로 활용되는 암 치료의 접근법은 수술, 방사선치료, 항암제 치료 등 3대 요법이 주로 활용된다. 따라서 초기에 발견하여 우선 수술하면 성공할 수 있다고 자신하고 있다.

따라서 정부에서는 암에 대한 접근을 조기발견과 수술에 중점을 두고 있다. 따라서 멀쩡한 사람도 암 조기 발견을 위해 1년에 한 번 이상 검진할 것을 유행처럼 강요당하고 있다. 암 조기 발견을 위한 검사 역시 심리적인 부담과 공포심을 갖게 하는 요인이 되고 있다.

이러다보니 암에 대한 오진율도 증가하고 있다. 누구나 있을 수 있는 결절만 발견해도 암으로 의심받아 조직검사를 강요당한다.

이 같은 분위기 속에서 암 관련 병원과 시설은 날로 발전되고 있다. 그러나 국민의 건강은 더욱더 악화되고 있는 실정이다. 과연 누구를 위한 암정책인지 묻지 않을 수 없다. 암 진단과 치료비용은 일반 서민들에게는 감당하기에 역부족이며, 한 번 암에 걸리면 가사를 탕진해야 되는 경우도 비일비재하다.

필자의 견해는 암은 조기검진보다 예방에 중점을 두어야 한다고 본다. 유전자의학에 의하면 암은 세포를 생산하는 프로그램인 DNA의 변형에 의해 발생된다고 한다. 암에 잘 걸릴 수 있는 유전적인 요인도 있으나 대부분 후천적이다. DNA변형을 유발할 수 있는 환경을 만들어주기 때문이다.

우리 몸에는 하루에도 1,000~2,000개의 암세포가 생산되고 있으나 암에 걸리지 않는 것은 면역세포인 T세포와 NK세포가 활동하기 때문이다. 누구든지 면역세포의 기능이 떨어지면 암으로부터 자유로울 수가 없다. 면역세포를 포함해 모든 세포는 영양, 산소, 생기가 충만하면 정상적인 작동을 할 수가 있다. 이중에서 한 가지라도 부족하면 세포가 병들어 암에 걸리게 된다. 현대인들의 경우 영양소는 과잉

되어 있으나 영양소를 태워 에너지를 생산할 수 있는 산소와 생기가 부족하여 암이 유발되는 것이다.

특히 스트레스로 인해 스트레스 호르몬이 과잉 분비가 되면 전신 근육은 굳게 되며 기와 경락이 통하지 않게 됨으로써 세포에게 필요한 영양과 산소, 생기가 모두 부족하여 세포가 변질되는 것이다.

그나마 다행스러운 것은 암세포는 다시 건강한 세포가 살아갈 수 있도록 조건을 맞추어주면 얼마든지 정상화될 수 있다는 데 있다.

이와 같은 자연치유의 원리를 이용하여 암을 치료한 사례는 너무나 많다. 필자가 조사한 바에 의하면 암은 기공이나 기치료, 수련 등으로 얼마든지 치료가 가능한 것으로 조사되었다.

9궁 통기법은 기공수련의 핵심원리, 심리치료의 원리, 기 치료의 원리를 종합하여 암 등 각종 난치성 질병이 자연 치유되도록 설계되어 있다.

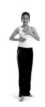

9궁 통기법은
생활습관병을 제거한다

      고혈압, 당뇨, 지방간, 중풍, 비만, 우울증 등 생활습관병은 운동부족 등 생활습관의 불량으로 발생되는 질병이다. 잘못된 생활습관이란 자연의 원리와 법칙을 무시한 생활을 말한다. 사람은 밤에는 충분한 잠을 자고 낮에는 적절한 일을 하고 취미생활 및 여가생활 등을 적절히 하면서 삶을 즐기며 생활해야 건강을 유지할 수가 있다.

    그러나 현대인들은 빈번한 야근이나 과로로 인해 피로에 지쳐 있다. 과도한 음주나 회식 문화 등으로 신체는 독소로 질식사 직전에 있는 경우가 많다. 피로가 쌓이면 충분한 수면이나 운동을 통해 피로가 체내에 쌓이지 않도록 관리해야 하지만 그럴 시간적인 여유가 없다. 어려서부터 과외 등 과잉학습 활동 등은 체력을 저하시켜 소아당뇨 및 중풍, 비만 등을 일으키게 된다. 30대 중반에 뇌졸중 등 중풍환자가 늘어나고 있는 것도 이러한 사회적인 환경 및 분위기의 결과이다.

생활습관병은 약물로 치료가 곤란하다. 필자는 쾌장 경락으로 수많은 생활습관병 환자를 치료한 경험이 있다. 특히 오장육부를 뚫어주면 생활습관병은 저절로 쾌유된다는 사실을 깨달았다.

9궁 통기법은 오장육부의 막힌 경락을 뚫어주고 핵심적인 경락을 정상화시켜 주는 가장 좋은 운동법이다. 누구나 꾸준히 수련한다면 생활습관병은 정복될 수 있을 것으로 확신한다.

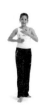

9궁 통기법은
장수를 보장한다

장수는 인류의 영원한 소망이다. 최근 우리나라 평균수명이 증가되고 있다는 통계가 나오고 있으나 약으로 인해 노인의 수명이 연장되는 것이 아니라 어린이의 유아 사망률이 감소하여 통계적으로 연령이 높아진 것이라고 한다.

여성들의 체력저하로 정상적인 분만을 못하여 제왕절개수술을 하기 때문에 유아 생존율은 증가할 수밖에 없는 것이다.

장수 비법은 선조들이 우리에게 이미 물려주었다. 과거의 역사책을 보면 100세 이상을 살았던 선인들이 많이 있었다. 우리가 잘 아는 노자만 해도 700년 정도 살았다는 기록이 있으며, 신선들은 수백 년 살았다는 기록이 있다.

신선들이 남겨준 장수법은 하단전에 축기를 비축해 정을 강화시키는 방법이다. 하단전에 정을 강화시켜 선천지기의 에너지를 보충함으로써 건강하고 장수를 보장받을 수 있었던 것이다.

또한 피부호흡을 통해 스스로 전신 경락을 뚫어줌으로써 병원이 없어도 건강하고 무병장수할 수 있었던 것이다. 최근에 장수 관련 약품이나 호르몬 등이 연구되고 있으나 진정한 장수를 누리려면 전통적인 방법으로 하단전에 축기하는 길이 가장 효과적이고 안전한 방법이다. 9궁 통기법은 하단전을 강화시켜 전신 경락을 유통시켜 주는 가장 효과적인 수련법이며 장수밀법이다.

인도 명상의 대가 마하쉬리는 자신의 건강법을 묻자 자신의 가장 큰 건강법과 수련법은 과거 어린 시절의 즐거웠던 추억을 상상하는 것이라고 한 바가 있다. 회춘이란 어린 시절로 돌아가는 것이다. 잃어버렸던 정을 보충하고 자신의 생각과 사고를 어린 시절의 모습과 파장을 맞추고 공명한다면 장수는 저절로 이루어지게 될 것이다.

9궁 통기법은 우주의 대자연과 파동을 맞춰 공명을 통해 세포를 건강하게 하여 회춘과 장수를 보장하게 할 수가 있는 것이다.

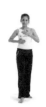

9궁 통기법은
센트럴 도그마를 활성화시킨다

인류는 2003년 4·15일에 인간게놈을 포함하여 30억 개 염기의 모든 배열 결정과 모든 유전자 해독이 완성되었다. 게놈이란 세포 내의 핵에 존재하는 염색체 한 쌍을 말하며, 그것을 자세히 보면 DNA라는 화학물질로 구성되어 있다. 이중 단백질을 만들어내는 부분을 유전자라고 한다. 건강이나 성격을 포함하여 모든 인간의 정보는 DNA속에 들어있다.

DNA속에 30,000개의 유전자가 있으며 이 세상에 태어날 때부터 신체의 변화가 설계되어 있다. 우리가 질병에 걸렸다고 하면 유전자가 변했다는 것을 말한다. 위암에 걸렸다고 하면 위에 있는 세포 유전자의 염기서열이 정상적으로부터 이탈되었다는 것을 의미한다. 즉 미스 프린트되었다는 것을 의미한다. 우리 인체는 약 60억 개의 세포가 있고 각 세포는 모두 염색체를 갖고 있다. 염색체에는 DNA가 이중 나사로 꼬여 있다. 이 DNA는 A(아데닌), C(시토신), G(구아닌), T(티민)

의 4가지 문자(염기)로 구성되어 있다. 유전자의 염기배열이 변화되면 그 유전자는 이상 단백질을 만들고 그 작용이 변질되어 병의 원인이 되는 것이다.

선천적인 유전자의 염기 배열은 아주 불안정하여 조그마한 외부의 자극에도 매우 취약하며, 자극이 반복되면 쉽게 미스 프린트 된다고 한다. 외부의 자극이란 세포가 싫어하는 물질을 말한다. 세포가 싫어 하는 물질은 약물·환경호르몬·가공식품 등 각종 화학물질, 엑스레이·자외선 등 특수전자파, 활성산소, 각종 정서불안으로 야기되는 스트레스로 알려지고 있다. 이중 스트레스는 유전자 변형에 가장 큰 영향을 미친다는 것이 최근 연구 결과 밝혀지고 있다.

센트럴 도그마란 DNA - RNA - 복제 - 전사 - 번역의 세포 생산 과정을 말하는 데 센트럴 도그마가 활성화되면 질병을 예방하고 노화 진행을 억제시킬 수 있다. 센트럴 도그마의 과정에서 염기의 한 글자라도 실수를 하면 고혈압, 당뇨, 암 같은 각종 난치성 질병에 걸리게 된다.

기공 명상 등 많은 수련인들의 연구 결과에 의하면 유전자는 무의식에 강하다고 한다. 무의식을 의식적으로 컨트롤할 수 있다면 문제는 해결될 수 있다고 주장한다. 9궁 통기법은 강력한 무의식의 수련 건강법이다. 고도의 집중에 의해 무의식 수련 시 뇌하수체에서 분비되는 알파 엔돌핀 등 각종 뇌내 물질에 의해 의식이 각성화될 뿐만 아니라 우주에너지와 에너지 공명을 이룸으로써 무의식 통제가 되며 미스 프린트된 유전자를 정상적으로 환원시킬 수가 있는 것이다.

필자는 유전자를 정상화시켜 진정한 건강을 이루는 길은 기공 명상이 가장 완벽하고 효과적이라는 사실을 체험적으로 경험하고 있다. 가끔 몸이 피곤하거나 불쾌한 증상이 나타나면 의식만 하면 우주와 에너지 파동이 교류되면서 머리끝의 백회로부터 강렬한 에너지 진동이 일어나 순식간에 몸을 정화시켜버린다. 또한 우주의 에너지로 하단전이 뜨거워지고 몸은 후끈해진다.

9궁 통기법 속에 기공 명상의 핵심원리와 비법을 함축시켰으므로 누구든지 수련한다면 필자처럼 10년 이상 감기 한 번도 안 걸리는 강인한 체력으로 변모될 수 있을 것을 확신한다.

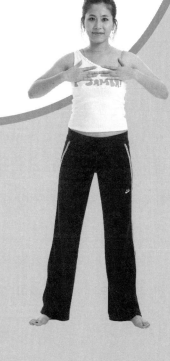

제 3 장

9궁 통기법의
탄생비밀

9궁 통기법의
주요 모티브는 '역경'

역경은 우리 삶의 근본원리와 법칙을 제공해주는 가장 심오한 철학이자 경서이다. 역사상 뛰어난 철학자나 과학들은 모두 역경을 탐독함으로써 우주를 이해하게 되고 자신의 심오한 철학을 발전시킬 수 있었던 것이다. 역경을 최초로 이론화시킨 복희 씨는 역경의 원리를 적용하여 혼미한 세상을 바로잡았다고 전해진다.

역경은 고대 동양인들이 우주라는 하늘과 지구라는 땅과 그 사이에 존재하는 모든 생명이 어떻게 생성되었으며 어떻게 연관되어 발전·변화하였고 그것을 통하여 우리 인간의 삶과 가치가 어떻게 확립되고 실천되어야 하는지 그 가르침을 제공해주고 있다. 또한 현대 과학자들이 그렇게 과학적인 방법으로 찾고자 했던 우주의 원리를 말해주고 있는 근본서이다.

동양에서는 역경에 의해 사회질서가 확립된 이후 정치, 경제, 사회, 문화, 우주, 천문, 지리, 의학 등에 획기적인 발전을 이루었으며,

과학기술이 발전해갈수록 그 과학성이 밝혀지고 있다. 카프라는 3,000년을 헤아리는 중국문화를 통틀어 가장 위대하고 의미심장한 책이라면 거의 하나도 빠짐없이 모두 역경에서 영감을 받았다고 말한 바 있다.

이처럼 중요한 역경은 조선시대까지만 해도 과거시험의 주요 학문으로 국가적인 차원에서 관리해 왔으며, 우리나라의 국기도 주역의 원리를 이용하여 제작되었음은 익히 잘 알고 있는 사실이다.

그러나 일제시대 이후 과학기술이라는 명목 하에 주역은 미신이나 점술서로 취급받게 되었으며, 오늘날에도 정식적인 학문으로 인정받지 못한 채 표류하고 있는 실정이다. 그러나 동양의학 분야와 기공분야에 있어서는 그 명맥이 면면이 이어져 내려오고 있다.

동양의학의 핵심은 역경의 기본사항인 음양오행설이 근간을 이루고 있기 때문이다. 또한 기공수련의 핵심인 기의 원리도 태극인 역경으로부터 시작되는 등 건강의 가장 원초적이고 핵심적인 원리를 제공해주고 있다.

역경은 부호로 되어 있어 처음 접하는 일반인들이 이해하고 활용하기에는 매우 어렵게 느껴진다. 그러나 역경은 초등학생 수준이면 모두 이해할 수 있는 가장 쉬운 학문이다.

자연의 법칙은 그렇게 어렵지 않다. 역의 기본사상은 간역, 변역, 불역이다. 간역이란 역은 우주의 생성원리와 자연의 원리를 설명한 것으로 쉽다는 것이다. 변역은 모든 것은 변한다는 원리이다. 하루는 아침, 점심, 저녁, 밤으로 변화하고 연은 봄, 여름, 가을, 겨울로 끊임없이 변화를 가져오는 원리를 설명한다. 정역은 변화무쌍한 법칙 중에도 변화하지 않는 중심원리가 있다는 것이다. 불역이라고도 한다. 이러한 변화와 자연의 법칙은 역경의 원리 속에 들어 있다.

일찍이 도를 깨우친 노자는 땅은 하늘을 따르고 하늘은 도를 따르니 도는 스스로 자연을 따른다고 했다. 자연의 원리와 법칙을 설명한 이론이 역경인 것이다. 따라서 많은 선지자들은 역의 원리를 탐독함으로써 자연의 이치를 깨닫고 건강과 학문분야에서 발전시켜왔다.

진정한 건강은 자연의 법칙을 이해하고 활용할 때 가능하다. 역의 가장 기본적인 원리는 태극사상, 음양평행, 오행의 상생상극을 통한 균형, 천일합일사상, 8괘와 9궁을 통한 자연과의 교류 등이다. 동양의학의 덕분으로 음양 평형이나 천일 합일사상은 명맥을 이어오고 건강분야에 크게 활용되고 있으나 8괘를 통한 우주와 인체와의 교류는 아직까지 크게 활용되지 못하고 있는 듯하다. 이제 진정한 건강과 삶의 목적을 찾기 위해 자연의 원리와 도의 원리를 이해하고 활용할 시기가 도래하였다.

인간은 소우주로 인체의 8괘를 통해 우주의 64괘와 끊임없는 정보를 주고받으며 건강을 유지하고 살아가고 있다는 사실을 깨달아야 한다. 선조들 중에 득도한 수련자들은 이러한 사실을 알고 끊임없이 자연을 사랑하고 자연의 법칙을 인간 세상에 적용하여 보다 살기 좋은 세상을 만들고자 했던 것이다.

성서의 원초적인 사상인 사랑과 감사의 정신과 불교의 자비정신도 역시 역경의 원리와 비슷하다. 왜 성인들이 사랑과 감사와 자비의 정신을 강조하였는가? 그것은 우주심이기 때문이다. 우리가 조금이라도 우주심을 가지게 될 때 보다 행복해지고 보다 발전될 수 있다는 사실을 깨달아야 한다.

현대 심리학이나 기공학에서 이와 같은 원리를 과학적으로 밝혀내고 있다. 우리 인간이 우주와 교류를 하는 뇌파는 7.5Hz로 우주의 파동과 일치한다고 한다. 따라서 우주와 에너지를 교류하려면 뇌파가 우주의 파동과 같아야 한다. 이와 같은 원리를 공명원리라고 한다. 우주에서는 오늘도 무한한 치유의 에너지를 보내주고 있는데 접수를 하지 않으면 아무 소용이 없다. 끊임없이 부를 창출하도록 에너지를 보내주고 있는데 접수하지 못하고 살아가는 사람들이 대부분의 현대인들이다.

왜 기도를 하면 치유가 되고 은총이 내리는가에 대한 해답도 여기서 찾을 수가 있다. 어떤 사람들은 우주의 소리도 들을 수 있다고 한다. 우주의 기본적인 소리는 "웅"이다. 웅소리를 계속 내어보면 그 파장으로 자신의 건강을 해결할 수도 있다. 사랑과 감사, 자비는 우주의 마음이다. 우주의 마음과 일치가 될 때 우리는 우주의 사랑 에너지를 받을 수가 있는 것이다. 앞으로 우리가 건강하게 살아가고 성공적인 삶을 살아가려면 8괘와 9궁을 통한 우주의 에너지를 받을 수 있어야 된다는 사실을 깨달아야 한다.

태초에 세상은…
우주 태동의 원리

공자의 계사상전에 의하면 "역에 태극이 있으니 태극은 양의(음양)를 낳고, 양의가 사상(태양, 소양, 태음, 소음)을 낳으며, 사상이 팔괘(곤, 간, 감, 손,진, 리, 태, 건)를 낳는다."라는 설명이 있다.

또한 주자의 역학개몽에는 "태극이 한 번 동하여 양을 낳고 정하여 음을 낳아 음과 양으로 나누어진 것이 양의가 되고 양이 변하고 음이 변하여 사상을 낳아 오기(오행)가 유행하여 팔괘를 이루었다."라는 설명이 있다. 공자의 설명에는 오행의 개념이 누락되어 있으나 주자는 4상에서 오행이 탄생되고 오행이 8괘를 이루었다는 설명을 하고 있다.

필자는 동양전통의학인 음양오행을 연구하면서 역의 전개 과정의 논리단절로 고민이 많았었다. 음양과 오행과의 관계, 사상과 오행과의 관계, 오행과 팔괘와의 관계 등을 논리적으로 명확하게 설명한 책자는 찾아볼 수가 없었다. 특히 4상과 5행의 관계는 매우 불명확하고

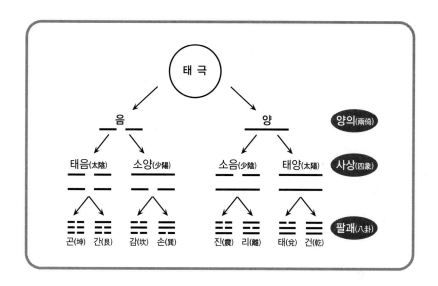

모호한 점이 있었다. 사상의 이론을 확립한 이제마의 사상체질에 오행이 없다고 주장하는 학자들이 있는가 하면, 오행은 역경과 관련이 없다고 주장하거나 사주팔자는 역경과 관련이 없다든지 하는 이론들이 주장되어 음양오행을 연구하는 많은 학생들에게 혼란을 가중시켜온 점이 많았다.

관련성이 없다고 주장하는 학자들은 역경의 원리와 변천과정을 잘못 이해한 데서 비롯된다. 역경은 어느 한 시대에 완성된 학문이라기보다도 아직까지 연구되고 밝혀지고 있는 진행 중인 학문이라고 보는 것이 타당하다. 따라서 역경을 논하고 주역을 논할 때는 과거 참고문헌이 아니라 과학적인 자세로 우주의 근본원리를 찾으려는 노력이 선행되어야 한다. 비논리적이고 비과학적인 사고는 엄청난 오류를 발생시킬 수 있기 때문이다.

필자의 이러한 궁금증은 입체음양연구소장 박용규 교수의 입체음양오행의 과학적이고 논리적인 해설로 어느 정도 해소되었다.

역의 원리는 우주탄생 원리이며 물질탄생 원리이고 자연의 법칙이 들어 있다. 역의 원리를 정확하게 이해하지 못하면서 과학적인 철학과 학문을 한다는 것은 참으로 어리석고 한탄스러운 일이 아닐 수 없다.

최초의 태극에서 음양-4상-5행-8괘-64괘로 이어지는 과정은 물질의 탄생과 우주의 탄생원리다. 이와 같은 원리는 성서의 우주탄생 원리와 일맥상통하고 빅뱅설에 의한 지구의 탄생이론과 맥을 같이 한다. 성서의 우주탄생 원리는 다음과 같다.

어둠(無極)의 혼돈 속에서 번개(離, 火)와 뇌성(震, 雷)이 울리고 바람(巽, 風)이 불고 비(坎, 水)가 오더니 산(艮, 山)과 들(坤, 地)이 나타나고 맑은 하늘(乾, 天)과 늪(兌, 澤)의 음양(陰陽)이 나타나다.

역경이론의 과학성을 입증하는 여러 가지 이론들이 나오고 있다. 이처럼 과학적이고 체계적인 이론과 학문을 이해하고 활용하는 것이 인류 발전에 큰 도움이 된다고 생각하며 특히 건강과 행복에 있어서 필수적이다.

동양의학은 역경의 핵심원리인 음양오행에 의해 구성되어 있기 때문이다. 일부는 음양오행과 역경과는 전혀 별개라고 주장하는 사람이 있는데 세상의 모든 것은 역경과 별개인 것은 하나도 없다는 사실을 알아야 한다. 또한 일부 학자들은 역경을 일종의 점서로 취급하는 경우도 있는데 역경의 원리를 정확하게 이해하고 오류를 범하는 일이 없도록 해야겠다.

자, 그렇다면 역경의 생성과 전개과정에 따라 9궁 통기법의 핵심인 9궁이 어떤 원리에 의해서 탄생하였으며, 우리 인체에는 어떤 원리에 의해서 적용되었는가를 알아보자.

9궁의 탄생과정을 이해하면 우주의 탄생과 역경 대부분의 원리를 이해할 수 있게 된다. 지구상에는 수많은 건강법들이 존재한다. 중국인들은 주역의 원리에서 태극권을 개발하여 수천 년 동안 국민의 건강법으로 활용하고 있으며, 국내에도 보급되어 활발히 활용되고 있다. 역경의 원리에 의해 개발된 9궁 통기법은 현대인들의 건강을 지켜줄 자연건강법이 될 것으로 확신한다.

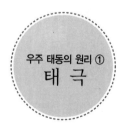

우주 태동의 원리 ①
태 극

역의 변화과정을 살펴보면 천지만물이 발생하기 이전의 어둡고 혼돈상태를 태극으로 표현했다. 일종의 무의상태로 창조력이 내재된 상태라고 할 수 있다. 현대과학으로 설명하자면 빅뱅이 출현하기 전의 상태를 말하고 물리학으로 설명하면 양자장이 충만된 상태라고 볼 수가 있다. 다시 말하면 물질의 가장 최초의 원료인 원기가 충만된 상태를 말한다.

우리 인체에서 원기는 선천적으로 물려받은 기 에너지를 말하는 데 여기서 말하는 원기는 생명의 기다. 원기가 다하면 생명이 소멸된다. 유전자의학으로 말하면 유전자 프로그램을 작동시키는 근본적인 에너지, 생기를 말한다.

수련자들은 명상상태나 기공상태에서 태극의 기를 받아 자신의 부족한 에너지를 보충한다. 태극의 기를 받을 수 있다면 현재 고민 중인 줄기세포 생산도 가능할 것이다. 기공사의 기 치료에 의해 세포가 살아나고 치유력이 빨리 나타나는 것은 기공사가 원기를 발사하기 때문이다.

따라서 일반적으로 기라고 하는 것은 태극의 기를 말한다. 기의 개념을 정의하자면 정보를 가진 에너지라고 할 수가 있으며, 현상계에 있는 모든 존재, 모든 기능의 근원자, 원초적인 재료, 만물을 구성하는 에너지라고 할 수가 있다.

기는 빛, 소리, 파장의 형태로 존재하며 원자, 분자, 세포, 생명체를 이루는 최초의 물질이라고 할 수 있다. 현대과학은 물질의 원료를 원자라고 보고 있으나 원자는 또한 양성자, 중성자, 전자 등으로 구분되며, 또한 더 작은 소립자가 존재한다는 사실이 밝혀졌다.

세포 안에 3천 세계가 존재한다는 부처님의 말씀이 공감이 간다. 극미의 세계로 갈수록 더 어렵고 복잡한 구조물을 발견하게 되고 최초의 물질은 끝이 없는 것이 정답으로 보여진다. 이와 같은 극미의 물질은 태극의 물질이며 기 에너지라고 볼 수가 있다. 또한 선인들은 원기를 도라고 정의하고 있으며, 신도 근본물질은 기라고 주장하고 있다.

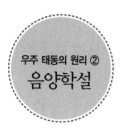

우주 태동의 원리 ②
음양학설

이처럼 혼돈된 상태에서 태극의 기운은 음과 양이라는 기운으로 갈라지게 된다. 자연의 법칙에 따라 가벼운 것은 위로 올라가 양이 되고 무거운 것은 밑으로 가라앉아 음이 되었다.

따라서 양의 성질은 위로 발산하고 오르는 성질이고, 음은 수렴하고 아래로 내리는 작용을 한다. 음양은 동떨어진 것이 아니라 음은 양에 의지하고 양은 음에 의지한다.

음양이론을 창안한 선조들은 어떻게 해서 우주의 핵심이론인 음양을 발견하였을까? 도는 자연을 따른다는 말처럼 근본원리를 자연과 생활에서 찾았을 것이다. 옛날 불이 없었던 시절, 낮에는 태양이 환하게 비춰주고 밤에는 달이 있어 태양과 달은 신처럼 중요한 존재였을 것이다.

낮은 환하게 비춘다는 의미에서 양으로, 어두운 밤에 달이 뜨기 때문에 어두운 것을 음으로 하였을 것이다. 양의 태양과 음인 달의 성질을 이용하여 음양의 원리와 법칙을 발견하게 되었고, 크게는 하늘과 땅, 여자와 남자, 강자와 약자, 큰 것과 작은 것, 동적인 것과 정적인 것, 좌측과 우측, 명암, 한열, 수화 등의 모든 현대적인 음양이론은 점차 발전되었다고 볼 수가 있다.

음양의 원리를 보면 대립과 통일의 두 측면이 존재한다. 사람의 음양을 말하면 겉은 양이고 안은 음이다. 인체의 음양을 말하면 등은 양이고 배는 음이다. 인체 장부의 음양을 말하면 장은 음이고 부는 양이다. 음양이 조화되어 균형을 이루면 정신이 건전하고 음양이 분리되면 정기가 쇠진된다. 음양은 서로 대립과 통일을 이루면서 또 한편 상호 의존하는 관계로 어느 한쪽도 상대방을 떠나서 단독으로 존재할 수 없는 것이다. 아인슈타인은 음양의 원리를 이용하여 상대성이론을 개발하였다는 것은 이미 알려진 사실이다.

☞ 음양이론의 여섯 가지 기본원리

· **상호대립**(相互對立) : 가장 기본적이라고 할 수 있는 이 원리는 우주에 있는 모든 것에는 반대되는 것이 있다는 것이다. 양성이나 음성, 남자나

여자, 위나 아래, 열림이나 닫힘, 산성이나 알칼리성 등 서로 대립되어 있다.

· **상호의존**(相互依存) : 음양은 서로 의존한다. 모든 것은 반대되는 것만 있는 것으로 끝나는 게 아니라 그 반대되는 것에 의존하고 있다. 남자와 여자는 종족보전에 각자의 역할을 하면서 서로 의존한다.

· **상호소장**(相互消長) : 음과 양이 서로 소모하며 도와주고 있다. 음양의 상대적인 힘은 그 반대되는 것의 힘에 의존한다. 음이 강해지면 양이 소모되고 약해진다.

· **상호전화**(相互傳化) : 음과 양은 서로 규정하고 소모하며 도와주는 것뿐만 아니라 서로 변화하고 있다. 음양의 관계는 소모와 교환, 즉 이것으로 저것을 대신한다고 말할 수 있다. 이 변화의 원리는 보존을 위한 것이다. 만약 음과 양이 서로 변화하지 않고 그들의 관계에서 소모만 일어난다면 그 하나는 결국 고갈되고 따라서 양쪽은 다 사라지게 된다. 음양의 상호전화가 이것을 방지한다.

· **분화법칙** : 이 원리는 무엇이든 얼마나 크게 음이나 양으로 보이든 간에 항상 음과 양은 계속 더 나눌 수 있다는 것이다. 우주의 모든 것은 순수한 음이나 양이 없다. 계속해서 더 나눌 수 있다는 것이다. 모든 것이 음양의 성분을 같이 가지고 있다.

· **체용법칙**(體用法則) : 어떤 물체가 음인지 양인지는 관찰자의 기준에 따라서 달라진다.

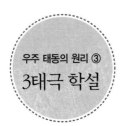

3태극 학설

동양학 이론에 3이라는 숫자가 자주 등장한다. 우리나라 태극기도 최초에는 3태극이었다고 한다. 역경을 해설하는 책자에는 3태극이라는 설명이 없으나 3이라는 숫자는 천지인 합일 등에서 보듯이 중요한 의미로 사용되고 있다. 그러나 필자는 3태극 역시 역경의 매우 중요한 우주원리이나 설명이 누락되었다고 보여진다. 그와 같은 원리를 프랙탈의 원리에서 찾고 3이라는 숫자의 의미를 부여하였다.

우주 생성의 기본적인 원리는 프랙탈의 원리다. 프랙탈의 원리는 모든 물질의 공통적인 원리와 기본법칙이다. 세상은 혼돈과 무질서하게 보이지만 프랙탈의 원리가 있기 때문에 무질서한 것이 아니라 우주의 원리와 질서가 있는 것이다. 프랙탈의 원리는 역의 기본사상인 3태극 학설이다. 역은 3을 이용하여 상쾌, 중쾌, 하쾌로 구성되어 있다.

사람의 몸을 보면 머리, 몸통, 사지의 세 부분으로 되어 있다. 머리는 두개부, 상악, 하악 등 3부분으로 나뉘고 몸통은 흉부, 복부, 골반 등 3부분으로 나뉜다. 척추는 크게 경추, 흉추, 요추 등 3부분으로 나뉜다. 인체의 최소 원소인 원자도 원자핵, 중성자, 전자 등으로 3개로 구성되어 있다. 또한 경락은 3음 3양 법칙에 의해 발전되어 있으며 정치는 입법, 사법, 행정으로 3으로 구성되어 있다.

모든 물질이 정상적으로 작동을 하려면 3가지 요소가 견제와 균형을 이루면서 합일이 되어야 한다. 3이라는 숫자는 역의 근원인 하도낙서에 동방을 상징하는 숫자다. 모든 것이 태어나고 시작되는 기점을 말한다. 또한 3이라는 숫자는 에너지를 표시한다. 음극과 양극이 강하게 대립을 하게 되면 에너지가 발생하면서 제 3의 에너지가 탄생되는 것이다.

따라서 3이라는 숫자는 음양을 움직이게 해주는 근본 에너지라고 할 수가 있는 것이다. 사람도 음인 여자와 양인 남자는 존재만으로는 가치가 없다. 제 3의 에너지인 사랑이 있어야 생명을 잉태하게 되고 활동하게 되는 것이다.

제 3이라는 숫자는 생명의 숫자요, 천지인 합일을 이루어 우주와 일체가 되는 숫자라는 것을 알 수가 있다.

부분이 전체를 대표한다는 양자이론은 3을 기초로 하는 이론이다. 세포 하나에 인간의 모든 정보가 들어있고 우주정보 또한 들어있다. 세포 하나를 치료함으로써 신체를 치료한다는 원리는 세포와 전체는 서로 교류를 하고 있으며, 기본구조인 프랙탈의 원리가 있기 때문에 가능한 것이다.

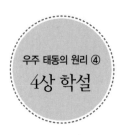

우주 태동의 원리 ④
4상 학설

현대과학이 밝힌 사실들을 보면 고대의 동양철학이 얼마나 사실적이라는 것을 우리는 알 수 있게 된다. 아래 그림은 현대과학이 밝히는 DNA 복제 과정인데 35억 년 전 최초의 DNA 분자가 복제되기 시작하여 그 후 복잡하게 조립되었지만, 이는 단지 네 가지의 DNA code인 A, T, C, G의 염기가 끊임없이 결합을 반복하면서 당시의 모든 생물은 물론, 현존하는 모든 생물을 만들어 낸 것이며 지금도 이 네 글자의 DNA code는 영원히 계속 될 것이라는 것은 사상의학의 기초와 하나도 다를 것이 없다.

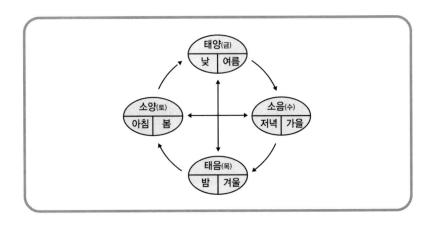

음양에서 4상으로 분화된 과정을 살펴보면 음은 태음과 소음으로 구분되고 양은 태양과 소양으로 구분된다. 4상 역시 자연의 법칙에서 발견되었을 것이다. 밤이 오면 새벽이 오고 새벽이 지나면 낮이 오고 낮이 오면 저녁이 온다. 저녁은 밤이 오는 과정을 반복한다. 밤은 어둠으로 완전한 음이라는 뜻에서 태음이라고 하였고 밤이 지나면 새벽이 찾아오므로 양이 조금씩 나타난다고 해서 소양으로 보았다.

　태양은 양이 많다는 뜻으로 낮을 뜻하고, 소음은 양 중에 음이 조금 있다는 의미다. 또한 4계절로 보면 태음은 겨울이고 소양은 봄이고 태양은 여름이며 소음은 가을이다. 이와 같은 성질을 오행으로 보면 목의 성질은 겨울, 토의 성질은 봄, 여름 성질은 금, 가을 성질은 물로 설명될 수 있다.

　이제마의 사상의학에서 태음인을 간(목)으로, 소양인을 비장(토)으로 태양인을 폐(금)로, 소음인을 신장(수)으로 표시하여 체질을 분류하였고 또 적용하였다. 사상의학에서 오행의 장기를 이용하여 사상체질을 발전시켰음을 알 수 있다.

　따라서 4상 체질에 5행이 없다고 주장하는 학설은 근거가 없다고 주장한다(박용규). 옆의 그림은 음양에서 사상이 탄생한 최초의 상태로 음양 대립관계를 나타내고 있다. 그림에서 보듯이 태음과 태양은 대립하고 소양과 소음도 대립하고 있다. 4상은 단지 대립하고 있는 음양의 분화된 상태를 말할 뿐으로 정지된 상태를 의미한다. 따라서 4

상은 물질로서 존재하는 것이 아니라 물질 탄생 직전 상태의 4개가 서로 대립하고 있는 기의 상태라는 것이 정확한 설명이다.

동무 이제마(1837~1900)는 4상을 이용하여 사상체질을 발전시켜 국내 한의학의 발전에 초석을 제공하였다. 4상 체질이란 태음인, 소양인, 태양인, 소음인으로 사람은 태어날 때부터 열성 장기와 우성 장기를 가지고 태어나므로 체질에 맞는 식사요법을 해야 한다는 이론이다.

태양인은 폐가 크고 상극관계에 있는 간은 작다. 이에 반해 태음인은 간이 크고 폐가 작은 체질을 말한다. 소양인은 비위가 크고 신장이 작은 체질을 말하며, 소음인은 반대로 신장이 크고 비위가 작은 체질을 말하는 것이다.

따라서 체질적으로 취약한 장기와 강한 장기를 맞추기 위한 건강법이 체질건강법이다. 하지만 보다 진보적인 이론을 확립하고 설득력을 얻기 위해서는 오행의 원리를 이해하고 활용하는 지혜가 필요하다고 본다.

〈4상체질과 속성〉

속성＼사상	태음(太陰) (목:간)	소양(少陽) (토:비장)	태양(太陽) (금:폐)	소음(少陰) (수:신장)
음양	陰中陰	陰中陽	陽中陽	陽中陰
하루	밤 ●	아침 ◑	낮 ○	저녁 ◐
계절	겨울	봄	여름	가을
방향	뒤	왼쪽	앞	오른쪽
상태	不動	靜中動	靜中動	動中靜
우주원소	물	땅	불	바람
색채	검정색	흰색	붉음	푸름
가족	어머니	딸	아버지	아들
감각기	입	코	눈	귀
절기	동지	추분	하지	춘분
방위	북	서	남	동

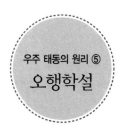

우주 태동의 원리 ⑤
오행학설

오행의 탄생

오행학설은 음양이나 4상과 별도의 이론체계로 설명되어지는 경우가 대부분이다. 오행사상은 역경에도 직접 나오지 않는다. 오행이 구체적으로 문헌에 언급된 것은 공자의 역경해설본인 십익의 설괘전에 등장한다.

따라서 일부 학자들의 경우 오행은 역경과 근본적으로 다르다고 주장하는 경우도 있다.

오행은 동양의학의 근본을 이루고 있을 뿐만 아니라 운명을 감정하는 사주명리에도 핵심적인 원리를 제공하고 있는 중요한 원리다. 오행은 역경과 관련이 없는 것이 아니라 역경의 핵심이론이라는 것을 깨달아야 한다. 역경은 우주의 근본 원리와 물질생성의 원리를 제공하는 우주법칙으로 문헌에 나타나지 않는다고 관련이 없다는 것은 숨은 뜻과 진리를 이해하지 못하는 데서 나타나는 현상이다. 오행의 탄생과 원리를 이해하는 데는 여러 가지 학설이 존재한다.

오행의 원리를 발견한 것은 천체를 관찰하는 데서 힌트를 얻었다고 볼 수가 있다. 태양을 중심으로 주요 행성은 태양과 가까운 데서부터 수성, 금성, 지구, 화성, 목성, 토성, 천왕성, 해왕성, 명왕성이 존재한다.

그 중 지구에 가장 큰 영향을 미치는 것은 해와 달 외에 수성, 금성, 화성, 목성, 토성 등 5가지 별이다. 너무 멀리 있어 지구에 영향을 미치지 않거나 기타 별은 관측이 되지 않았을 것으로 추정된다. 과거에는 행성 중 토성은 지구로 보았다. 태양에서 멀리 있는 행성부터 순서대로 나열하면 목성-화성-토성-금성-수성 순이다.

이와 같은 행성의 배치는 상생관계에 있다. 목생화, 화생토, 토생금, 금생수로 태양의 인력에 의해 자연스럽게 상생관계로 배치되었음을 알 수가 있다. 상극관계는 한 행성을 건너뛰면 발생한다. 목극토, 토극수, 수극화, 화극금, 금극목, 목극토로 태양과 인력관계로 볼 때 자연스럽게 상생과 상극관계가 성립된다.

지구는 우주의 일부로서 가장 강력하게 영향을 미치는 것은 태양과 달로 음양이고, 5개의 별로 음양오행설이 자연스럽게 형성되었을 것이다. 5가지 별의 에너지장에 의해 만물은 생성되고 인간에게 직접적으로 영향을 미치게 된다.

천체의 운행 원리에 의해 각 행성은 지구에 강한 영향을 미치고 있다는 사실을 깨닫게 되었고 그 원리를 역경의 오행 원리로 발전시켰다. 따라서 주자는 사상이 유행하여 오행을 낳았다고 설파하고 있는 것이다.

주자의 역경해석에서 볼 수 있듯이 오행이 역경에 없는 것이 아니라 후학자들이 발견하지 못한 것에 불과하다는 것을 알 수가 있다.

우주를 움직이는 원리는 우주가 존재함으로써 이미 있었던 것이며 주역이 생기기 전에 오행의 상생과 상극을 나타내는 하도와 낙서에 의해 오행이 이미 갖추어져 있었다. 오행이 사상에서 비롯되었다는 말은 많은 문헌에 의해서도 확인할 수가 있다.

주자가 말한 오행이 유행한다는 말은 사상에 또 다른 에너지 작용이 있어 오행으로 탄생되면서 생명력을 갖게 되었다는 것을 의미한다.

또한 음양오행을 집대성한 한나라의 동중서는 "천지의 기는 합하면 하나가 되고 나누면 음양이 되며, 갈라지면 사시가 되고, 벌려 놓으면 오행이 된다."라고 정립하였으며 오늘날의 상생관계인 목, 화, 토, 금, 수의 순으로 두었다.

이와 같은 원리를 재발견한 분이 입체음양오행의 박용규 소장이다. 박 소장은 4상에서 오행이 탄생하는 원리를 스핀의 원리를 이용하여 과학적인 입장에서 오행의 탄생을 논리적으로 설명하고 있다.

아무리 좋은 이론이라고 하더라도 과학적인 뒷받침이 없으면 타당성이 결여된다. 인류의 과학적 역사는 가설과 검증의 과정을 거치면서 발전해 가고 있다. 역경의 원리는 처음에는 학자나 초능력자의 가설로부터 이루어졌으나 그 원리의 가설은 과학이 발전됨에 따라 진실로 증명되고 있는 것이다.

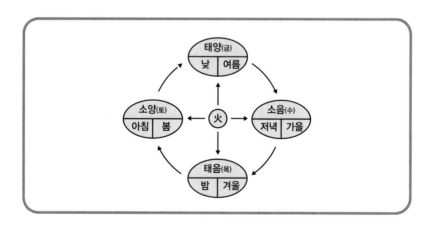

위 그림과 같이 서로 다른 성질을 가진 4상의 태양과 태음, 소양과

소음이 서로 대응하면 그 중심에는 중력에 반대되며 수직으로 어디서 보나 동일한 모양의 힘(이를 火라 하자)이 발생하게 된다.

따라서 이 힘을 상쇄하려는 회전모멘트(火를 상쇄하려는 힘이므로 相火가 된다)가 유기되어 정지상태의 사상인 토(土), 금(金), 수(水) 목(木) 기(氣)에 화기(火氣)가 일어나므로 화(火), 토(土), 금(金), 수(水) 목(木)이 되고, 화(火)에 의해 생성된 회전우력인 상화(相火)에 의해 전체가 움직이기 시작하므로 밤인(태음)이 아침으로 태어나고, 아침인(소양)은 낮으로, 낮인(태양)은 저녁으로, 저녁인(소음)은 밤으로 태어나 목(木), 화(火), 토(土), 금(金), 수(水)의 동(動; 생명을 가진)의 사상(四象)인 오행(五行: 다섯 가지의 행함)이 탄생(물질의 탄생)한 것이다.(박용규 입체음양 오행 참고)

사상에서 오행이 탄생되는 과정은 가장 논리적이고 과학적으로 설명되는 이론이다. 오행이 사상에서 탄생됨으로써 역의 원리가 체계적이고 과학적인 이론이라는 것을 뒷받침해주고 있으며, 오행은 동양사상의 핵심적인 원리로서 자리잡게 되었다.

우주의 목적은 항상성에 있다. 우주는 자신을 지키고 끊임없이 영속되어야 한다. 이러한 목적에 부합하는 것이 오행이다. 삼각형이나 사각형은 견제할 세력이 없거나 상호견제로 움직임이 정지된다. 하지만 오행을 이루고 있는 오각형은 상생ㆍ상극의 원리에 의해 영속할 수 있는 도형의 구조를 가지고 있다.

🔮 오행의 원리와 활용

우주의 존재 목적은 항상성에 있다. 우주는 끊임없이 존재하는 것이 목표다. 우주는 기초적인 원리를 가지고 있는데 가장 중요한 원리는 상생의 원리, 상극의 원리다. 상생과 상극의 목적은 균형과 조화다. 사람 역시 부조화

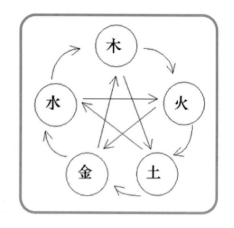

에서 시작하여 조화와 균형을 위해 끊임없이 자연과 반응하면서 생명을 이어가고 있다. 우주에 존재하는 모든 것들은 오행이 있으며 우주의 목적에 의해 상생과 상극의 법칙 속에 존재할 수가 있다.

따라서 공자는 하늘을 따르는 자는 살아남고 하늘을 거역한 사람은 죽는다고 하였는데 하늘이란 우주의 법칙인 상생 상극의 원리를 의미한다고 볼 수가 있다.

① **상생의 원리** : 천지 음양의 생성원리인 하도는 하늘의 법을 따르는데 그 수는 성수와 생수로 구분되며 자리가 모두 10개이기 때문에 전수라고도 한다. 하도란 수리오행의 상생 원리로 우주의 질서인 방위를 가르쳐 주는 기준의 설정으로 시계 방향의 우주 질서인 오행의 상생순환을 가르쳐 주는 논리의 기준점이 되는 가설이다.

하도는 용의 등에서 나왔다든가, 거북이 등에서 나왔다는 말은 일종의 설화에 불과하다는 것을 인식해야 한다. 역은 우주의 근본원리에서 나온 것이지 결코 신비주의나 설화적인 요소는 역을 잘 이해하지 못한 데서 비롯된 것이다. 하도는 오행의 탄생순서와 생수와 성수, 그리고 음양오행의 상생관계 법칙을 알 수 있는 기초적인 정보를 제공해주는 그림이라고 볼 수가 있다.

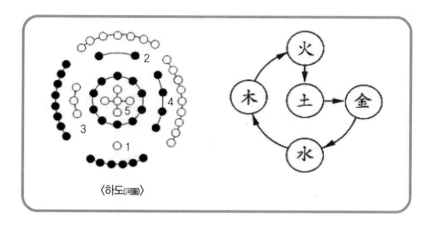

〈하도(河圖)〉

하도 그림을 보면 하얀 점은 양이고 검은 점은 음이다. 최초의 하얀 점 하나는 북의 방향인 수의 방향에서 시작하여 2는 화의 방향인 남쪽, 3은 목의 방향인 동쪽, 4는 금의 방향인 서쪽, 5는 중앙에 위치하고 있다. 따라서 우주는 물-불-목-금-토의 순서로 생성되었음을 말해주고 있다.

따라서 1부터 5까지를 생수라고 하고 여기에 각 5를 더하면 6, 7,

8, 9, 10이라는 숫자가 나온다. 즉 생수에 토의 기운인 5를 더해야 완성된 성수가 되는 것이다.

하도의 숫자를 모두 더하면 55가 나온다. 하도는 하늘의 숫자인 홀수의 1, 3, 5, 7, 9 중 하늘의 중앙에 5가 위치하므로 5를 하늘의 숫자라고 한다. 따라서 생수의 주역이라고 한다. 5가 음양으로 분화하여 하늘의 10간으로 분화되었다. 그런 반면 6이라는 숫자는 2, 4와 8, 10 사이에 있으며 제일 밑의 땅에 존재하며 성수의 주역이 되므로 땅의 숫자라고 한다.

땅의 부호인 12지의는 6의 음양분화에서 비롯되었다는 것을 알 수가 있다. 초봄에 피는 복숭아꽃의 다섯 개 잎은 하늘이 낳고 한겨울에 내리는 눈의 결정체 육각형은 땅이 조화를 이룬다는 말은 하늘의 수와 땅의 수를 말해주고 있다.

이렇게 완성된 그림은 수-목-화-토-금-수로 상생하면서 우주의 원리를 펼치게 되는 것이다. 하도에서 우주의 기원은 물에서 기원되었다는 사실을 알 수가 있다. 수생목(水生木), 목생화(木生火), 화생토(火生土), 토생금(土生金), 금생수(金生水)의 상생관계가 형성된다.

즉 물은 나무를 살리고(水生木), 나무에 불이 붙으면 활활 잘 타니 나무는 불을 살리고(木生火), 불 타고난 모든 것은 재가 되어 흙으로 변하니 불은 흙을 살리며(火生土), 흙속을 파면 광석이 나와 쇠붙이를 녹여낼 수 있으니 흙은 쇠를 살리고(土生金), 모든 쇠붙이는 높은 온도를 가열하면 물이 될 뿐만 아니라 쇠는 차가워서 주변의 습기를 모아 이슬이 맺게 하니 쇠는 물을 살린다(金生水)는 원리를 적용하여 상생이론을 확립하였다.

상생관계란 서로 도움을 주는 관계가 아니라 오행 바깥의 화살표처럼 일방적으로 주는 관계라는 것을 인식할 필요가 있다. 마치 하천이 흘러 바다가 되듯이 바다가 흘러 하천을 이루지 못한 자연현상과 동일한 개념이다. 또한 부모가 자식을 낳는 것이지 자식이 부모를 낳지는 못하는 원리와 같다. 우주는 인간에게 끊임없이 빛과 공기 등을 통해 도움을 받는 관계지 인간이 우주를 만들지는 못하는 것이다.

이런 관점에서 볼 때 대가를 바라고 도움을 준다거나 사랑을 베푸는 것은 자연의 도가 아니므로 인간관계에서 실패하게 되는 것과 다름없다. 부모가 자식에게 도움을 받는 것은 상생이 아니다. 부모는 저절로 자식에게 물이 흐르듯이 도움이 되는 것이다. 자식에게 기대를 하다가 나이가 들어 푸대접을 받는 현실은 냉혹한 현실이므로 자식에게 의지하려는 마음은 갖지 않는 것이 중요하다.

② 상극의 원리 : 상극의 원리란 서로 극하는 것이 아니라 자신이 다른 행을 극할 수 있을 뿐만 아니라 다른 오행으로부터 극을 당할 수 있다는 원리다. 이때 주의해야 할 것은 자신이 극한 오행으로부터 극을 당하는 것이 아니라 제 3의 오행으로부터 극을 당하는 것을 알아야 한다. 상극오행을 보면 수극화(水克火), 화극금(火克金), 금

극목(金克木), 목극토(木克土), 토극수(土克水)로 시계 반대방향으로 돌아가면서 극을 하는 모습이다. 극한다는 의미는 서로 이기려고 싸우고 대립하고 죽이기까지 한다는 이론이다. 곧 물을 끼얹으면 불이 꺼지니 물은 불을 이기고(水克火), 불은 쇠를 녹여 못쓰게 하니 불은 쇠를 이기고(火克金), 쇠는 도끼나 낫이나 톱을 만들어 나무를 찍고 베고 자르니 쇠는 나무를 이기고(金克木), 나무는 뿌리가 흙을 파고 들어가니 나무는 흙을 이기고(木克土), 흙을 쌓아 물길을 막아버리니 흙은 물을 이긴다 (土克水)는 이론이 성립되었다.

자연은 항상성을 유지하기 위해 살리는 작용을 하지만 또한 조화와 균형을 맞추기 위해 자연의 법칙에 거스르면 가차 없이 극을 하여 억제를 시키거나 죽일 수 있다는 냉엄한 원리가 들어있음을 유의해야 한다.

상극의 원리는 낙서라는 곳에서 말이 나왔는데 그 등에 그려진 점에서 기원되었다고 전해진다. 낙서는 점의 숫자를 이용해서 8방향을 나타내고 있다. 낙서는 오행의 상극 원리와 법칙이 들어있다. 하도가 상생의 원리를 보여주는 데 비해 낙서가 상극의 원리로 나가는 것은 금화교역의 이치 때문이다. 하도에서 화는 남방이고 금은 서방이었는데, 낙서에서는 화가 서방에 오고 금이 남방으로 가서 두 기운이 서로 바뀌었기 때문이다. 이와 같은 원리는 9궁도에서 각 3변의 합이 15가 되려면 바뀌져야 하기 때문이다. 평형이 되려면 금과 화의 위치가 바뀌지므로 방향이 바뀌는 것이다.

낙서는 땅의 법칙을 따르는데 그 수는 홀수와 짝수로 구분되며 자리가 모두 9개이기 때문에 변이라고 하고 9 이하의 수를 모두 더하면 45가 된다. 하도의 55와 낙서의 45를 더하면 100이 된다.

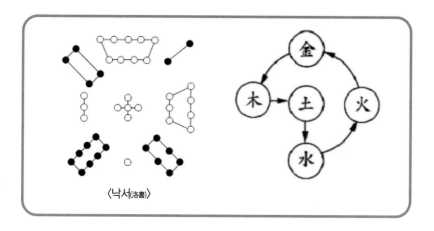

〈낙서(洛書)〉

오행의 특성

· **목(木)** : 목은 '뻗어나가고 발산하는 기상'을 그 특성으로 하며 물상으로는 나무에 대입되고 계절로는 봄이고, 방위는 동쪽이다. 하루의 시간으로는 새벽과 아침에 해당된다. 기는 생기이고 색은 청색이며 성정은 인이다. 목의 특성을 인체에 적용하면 인체의 장기는 간, 담이며 감정은 분노를 주관하며 신체는 근육과 힘줄을 의미한다.

· **화(火)** : 화는 '분산되는 기상과 밝고 화려함'을 그 특성으로 하며 물상으로는 불에 대입되고 방위는 남쪽이다. 계절로는 여름에, 하루의 시간으로는 오전과 한낮에 해당된다. 색상은 적색이고 성정은 예이다. 인체에 적용하면 심장과 소장이고 마음은 화, 스트레스를 표시하고 혈을 주

관한다.

· **토**(土) : 토는 최초에 심고 거두는 특성에서 의미가 발전되어 현재 중앙, 중간을 그 특성으로 하며, 물상으로는 흙, 산에 대입된다. 계절로는 늦여름, 환절기에 해당된다. 색상은 노란색이고 성정은 신이다. 장기는 비장, 위장에 해당되고 마음은 걱정과 근심이다. 살을 주관한다.

· **금**(金) : 강건한 성분을 의미하고 결실을 뜻하며 물상으로는 쇠나 돌에 대입되고 계절로는 가을에, 하루의 시간으로는 오후에 해당된다. 색상은 흰색으로 성정은 의다. 인체의 장기는 폐장, 대장을 의미하며 정신은 슬픔과 우울을 주관하고 피부에 해당된다.

· **수**(水) : 수는 적시고 내려가고 수축, 저장하는 기상을 그 특성으로 하며 물상으로는 물에 대입되고 계절로는 겨울에, 하루의 시간으로는 밤에 해당된다. 색상은 검정색으로 성정은 지이다. 인체의 장기는 신장과 방광에 해당되며, 감정은 공포를 주관한다. 또한 뼈와 머리와 관련이 있다.

〈오행조견표〉

구분	목	화	토	금	수
오장	간	심	비	폐	신장
육부	담	소장	위장	대장	방광
천간	갑을	병정	무기	경신	임계
지지	인묘	사오	진술축미	신유	해자
오성	곡직	염상	가색	종혁	윤하
하루	새벽, 아침	오전, 한낮	경계시각	오후, 초저녁	저녁, 한밤중
계절	봄	여름	환절기	가을	겨울
체질	태음인	화중심오행	소양인	태양인	소음인
색상	푸른색	빨간색	노란색	하얀색	검정색
부정적감정	분노	증오, 조급	걱정, 근심	슬픔, 우울	공포, 스트레스
신체	근육, 힘줄	혈	살	피부	뼈
맛	신맛	쓴맛	단맛	매운맛	짠맛
오체	부추	마늘	달래	무릇	파
오기	비기	보기	영기	충기	위기
기온	바람	뜨거운 것	습기	탁함	찬 것
숫자	3, 8	2, 7	5, 10	4, 9	1, 6
발음	ㄱ ㅋ	ㄴ ㄷ ㄹ ㅌ	ㅇ ㅎ	ㅅ ㅈ ㅊ	ㅁ ㅂ ㅍ
방향	동	남	중앙	서	북
우주에너지	생산력	추진력	안정	응축력	모으는 힘
정신적인 면	영	마음	지성	혼	의지
성격	차분함	급함	안정	강함	유연함
반응	한숨	딸꾹질	트림	재채기	하품
체액	눈물	땀	개기름	콧물	침
관계부위	손·발톱	허	입술	체모	머리털

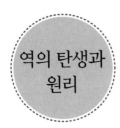

역의 탄생과 원리

주역의 기본인 8괘는 주자가 오행이 유행하여 8괘를 이루었다는 말에서 보듯이 우주의 기본물질인 오행이 활동하면서 8괘인 소우주를 만들었다고 보여진다. 8괘는 4상에서 각 사상을 다시 음양으로 나누면 8괘가 나오나 생명의 에너지인 오행이 개입함으로써 8괘를 창조하였다고 보는 것이 타당하다.

4상을 음양으로 나누면 다음과 같이 분화된다. 순서에 따라 태양에서 건(乾 - ☰)과 태(兌 - ☱)가, 소양에서 이(離 - ☲)와 진(震 - ☳)이, 소음에서 손(巽 - ☴)과 감(坎 - ☵)이, 태음에서 간(艮 - ☶)과 곤(坤 - ☷)이 분화된다.

8괘의 순서를 일반적으로 1건(乾 - ☰ : 하늘), 2태(兌 - ☱ : 연못), 3이(離 - ☲ : 불), 4진(震 - ☳ : 번개), 5손(巽 - ☴ : 바람), 6감(坎 - ☵ : 물), 7간(艮 - ☶ : 산), 8곤(坤 - ☷ : 땅)의 순서로 표시한다.

이와 같은 순서는 가장 밝은 태양에서 양이 가장 작은 부호인 땅으로 점차적으로 표시했으며, 우주의 가장 핵심적인 자연물을 선정하여 8괘와 일치시켰다.

8괘가 선정한 각 자연물은 각 괘의 모습과 동일하다. 임의적으로 자연물을 선정한 것이 아니라 음양의 괘에서 가장 괘와 가까운 형세와 원리에 부합한 자연을 선택하였다. 각 효는 음양을 통해 자연을 설명한 일종의 부호다. 밝고 어둠의 2진법을 통해 우주의 근본원리를 표현했던 것이다. 이와 같이 자연과학적으로 역의 원리를 터득했던 것이다.

역의 원리를 중국의 고서에는 삼황오제시대 복희 씨(BC1195-1080)가 창시한 것으로 기록되어 있다. 통설에 의하면 5,600년 전 황하에서 나타난 용마의 등에 있는 그림의 형상을 보고 8괘를 만들고 후에는 64괘를 창시했다는 왕필설이 있고, 복희씨가 8괘를, 문왕이 64괘를 만들었다는 사마천설이 있는데 설에 불과하다.

8괘에는 우주에서 본 선천팔괘와 지구에서 본 8괘가 있는데 역의 원리를 활용하는 데 중요하므로 설명한다.

🎐 선천 8괘

선천이란 우주의 입장에서 바라보는 지구의 운동과 원리를 설명하고 있다. 가장 중요한 원리는 시계 반대방향으로 돌아가는 운동의 방향성에 있다. 우주의 입장에서 보면 지구는 시계 반대방향으로 돌아가는 모습이다. 시계 반대방

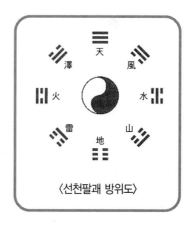

〈선천팔괘 방위도〉

향은 열어주는 방향으로 기를 생성시키는 방향이다. 이 방향은 탄생의 비밀이 숨어 있는 것이라고 할 수가 있다. 탄생 이전은 선천이 주관하고 탄생 이후는 후천이 된다. 최초의 혼돈 속에서 음양의 기가 회전력을 일으키는 방향도 시계 반대방향이다.

따라서 각 괘의 배치도 가장 음이 강한 땅을 가장 밑에 배치하였고, 양이 가장 강한 건을 가장 위에 배치하였다. 기의 흐름도 태양, 소음, 태음, 소양 순으로 흐른다. 따라서 선천이란 하늘의 원리를 적용한 것이라고 할 수가 있다.

우리 조상들은 선천의 기를 이용하여 양생의 근본원리로 삼았다. 하단전에 기를 축기할 때도 시계 반대방향으로 돌려 우주의 기를 하단전에 축기시켰고 식사 후 물을 마실 때도 숭늉을 시계 반대방향으로 돌려 우주의 기를 담아 먹음으로써 건강을 유지할 수 있었던 것이다.

또한 지압이나 약손마사지를 할 때도 반드시 시계 반대방향으로 돌리거나 눌러 우주의 기를 이용하여 질병 치료에 사용하였다. 특히 마사지를 할 때 혈을 풀어주는 방향은 반드시 시계 반대방향으로 풀어주어야 효과가 있다. 이 원리를 무시하고 시계 방향으로 돌리면서 풀어주면 혈이 오히려 막히게 된다는 사실을 알아야 한다.

현대인에게는 이러한 원리가 있는 건강법을 찾기가 힘들게 되었다. 아프면 병원에 가서 주사나 약을 먹으면 된다는 종교 아닌 맹신적인 종교관이 무의식속에 형성되었기 때문이다.

🔮 후천 8괘

후천 8괘는 문왕에 의해 체계적
으로 정리되고 발전되었다고 한
다. 오늘날 우리가 사용하고 있는
우주의 신비를 담고 있는 주역 8괘
는 후천 8괘를 사용한다. 후천 8괘
의 원리를 깨달아 드디어 우주의
기본원리를 세상에 적용시킴으로
써 의학, 천문학, 역학, 정치, 경제,

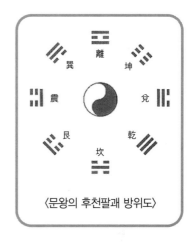

〈문왕의 후천팔괘 방위도〉

사회 등 동양사상의 핵심을 이루게 된 것이다.

후천 8괘는 지구의 입장에서 바라본 우주의 질서이므로 방향은 시
계방향이다. 시계방향은 탄생의 방향이 아니라 죽음의 방향이다. 우
리는 매일 사무실이나 가정에 시계를 걸어놓고 죽음을 향해 달려가
고 있음을 알 수가 있다. 살아있는 모든 것은 후천 8괘의 원리에 따라
반드시 소멸하거나 죽게 되어 있다. 죽음은 우주적인 입장에서 볼 때
항상성의 원리다. 후천 8괘는 선천팔괘의 속성이 그 기능을 발휘한
결과로 화는 양으로 상승하여 하늘의 용이 되고, 수는 음으로 하강하
여 땅의 용이 되며, 수와 화가 서로 교차하여 만물이 되면서 한층 생
기에 넘치는 시공체계를 만들어낸다.

8괘가 가지고 있는 의미

8이라는 숫자는 완성이나 성공을 의미하므로 중국인들은 8자를 좋아한다. 운명을 감정하는 4주 8자도 4가지 기둥과 8가지 글자라는 뜻으로 8가지 하늘과 땅의 기운을 상징하는 글자를 가지고 자신의 질병이나 과거, 미래를 예측하는 데 이용된다.

8괘라는 의미는 우주의 원소로 모든 물질이나 형상은 8가지 에너지로 귀속될 수가 있다는 의미이다. 8가지의 괘는 멀리 있는 것이 아니라 자신의 주변에서 쉽게 찾을 수가 있다.

하늘, 땅, 물, 태양, 바람, 연못, 뇌성, 산 등 8가지 자연물로 누구에게나 식별이 가능하다. 우리가 주말에 산이나 바다로 휴식하러 가는 이유는 그곳에서 자신에게 필요한 에너지를 받기 위해서이다. 산이 그립고 바다가 그립다는 것은 몸이 그 곳의 에너지를 원하고 있기 때문일 수도 있다. 자신에게 필요한 에너지를 용신이라고 부르며 수호신이라고 부른다. 자신의 용신과 수호신을 정확하게 찾기 위해서는 명리가에게 의뢰하면 쉽게 찾을 수가 있다.

8가지의 괘에 속성이 비슷한 삼라만상을 표현할 수가 있다. 또한 8괘에 해당되는 함축된 미가 있다. 인물, 신체 부위, 동물, 기상, 계절, 방위, 맛과 색, 사물, 공간 등으로 분류할 수가 있으며 사용하는 목적에 8괘를 이용한다면 자신이 하고 있는 어떤 분야에서도 크게 능률을 높일 수가 있다.

특히 풍수지리나 방위를 이용한 건축물에 크게 활용되어지고 있다. 본 책자에서는 건강과 질병 치유에 활용하는 목적이 있으므로 관련된 의미를 중심으로 알아보자.

① 건(乾 – 하늘) : ☰

하늘 건(乾)으로 모두 삼양으로 구성되어 양중의 양으로 하늘을 뜻하고 강건한 기상과 광명과 성공을 의미한다. 하늘에서 빛은 비추어 주기만 하지 다시 거두어 들이지 않으므로 큰사랑을 의미한다.

함축된 의미로는 군주, 대통령, 아버지, 윗사람을 의미하고 높고 넓은 의미가 포함되어 있다. 계절은 늦가을로, 백색을 의미하고 장기는 폐장을 의미한다. 방위는 서북방이고 기상은 맑거나 개인 날을 의미한다.

② 태(兌 – 연못) : ☱

기쁠 태(兌)로 일음 2양으로 강건한 두 개의 양이 밑에서 든든하게 받쳐주고 음인 물이 그 위에서 즐겁게 출렁이고 있는 모습으로 희열과 가을의 결실을 의미한다. 가족은 막내딸로 오행은 금이고 방향은 서쪽이다. 계절로는 가을로 색상은 백색이며, 장기는 대장을 의미한다. 기상으로는 비구름이 덮여 곧 비가 내릴 듯한 날씨, 습도가 높은 날, 서풍이 부는 날, 변하기 쉬운 날씨, 초생달이나 별이 뜬 날을 의미한다.

③ 리(離 – 불) : ☲

떠날 리(離)로 상하의 이양은 밝고 뜨거운 것을 뜻하고 가운데의 일음은 어둡고 찬 것을 의미하므로 마치 불의 내외가 이와 같은 현상을 일으키고 있는 바와 같다. 또한 하늘을 뜻하는 건의 가운데가 음으로 화하여 하늘에 뜬 태양과 같은 불이라는 뜻도 된다.

따라서 밝게 비추어주는 명과 그로 인한 지혜의 의미를 내포하고 있다. 가족은 중녀로 아름다움을 상징한다. 계절은 남쪽이고 색상은 적색이며, 장기는 심장을 의미한다.

④ 진(震 – 천둥) : ☳

우레 진(震)으로 일양이 두 개의 음효에 덮여 눌리어 있는 상태로 천둥을 의미한다. 양의 본래 기질이 발동되면 두 개의 음을 압도하면서 우레를 일으킨다. 따라서 침체가 억압된 환경을 탈피하는 계기가 되는 분발을 의미하고 있다. 가족은 장남으로 움직임을 의미하고 계절은 만물이 생장하는 봄으로 오행상 동쪽이며 색상은 청색이다. 장기는 간을 의미한다. 기상은 우레 소리가 일어나는 날씨다.

⑤ 손(巽 – 바람) : ☴

공손할 손(巽)으로 일음이 2개의 강한 양기 아래 음으로 아래 엎드려 숨어있는 상이므로 공손, 겸양하여 자신을 낮추는 뜻이 있다. 바람을 뜻하고 성질은 출입이다. 가족은 큰딸로서 들어감을 상징하고 계절은 늦봄으로 오행은 목이다. 방향은 동남으로 장기는 담을 의미한다.

⑥ 감(坎 - 물) : ☵

빠질 감(坎)으로 일양이 2음 사이에 빠져 험난함을 뜻한다. 상하가 음인 토인데 일양이 중간에 있어서 형태적으로 낮게 꺼져 있는 그 곳에 물이 흘러가는 상태를 뜻한다. 이미 동지에 접어들어 태양이 완전히 저물어 만물이 피로를 느껴 휴식하는 시기로 정착의 의미가 있다.

또한 수(水)자를 옆으로 뉘어놓은 형상을 하고 있기도 한데, 가운데의 형태가 없다 하여 혈로도 보고 함정 및 위험을 내포하고 있기도 하다. 가족은 차남이고 계절은 겨울이며, 방향은 정북쪽이다. 색상은 흑색이며 장기는 신장이다.

⑦ 간(艮 - 산) : ☶

그칠 간(艮)으로 일양이 이음 위에 처하여 더 나아가지 못하고 그치는 상으로 산이 되기도 하고 겹이 쌓인 흙 위에 양의 천과 맞닿아 있으므로 역시 산을 의미한다. 또한 산은 안정된 자세로 움직이지 않는 묵직한 형태를 이루고 있으므로 정지의 의미가 있다. 정지라는 의미는 다시 새롭게 시작한다는 의미도 있다. 가족은 형제로 정지를 상징한다. 계절은 늦은 겨울이며, 방향은 동북쪽으로 이제 곧 어둠이 사라지고 빛이 찾아와 만물이 부활되고 완성된다. 기상은 흐리지만 비는 내리지 않는 날씨다.

⑧ 곤(坤 – 땅) : ☷

땅곤(坤)으로 건이 전양의 괘라면 곤은 이에 상대되는 전음의 괘로 서 건의 천에 대하여 지를 뜻한다. 대지란 천공에 뜬 태양의 강렬한 기를 저항 없이 곱게 받아들이는 유순함을 그 특성으로 삼고 소리 없이 만물을 육성하는 사명을 가지고 있으며 덕을 베푸는 것이다. 가족은 어머니를 뜻하고 유순함을 상징하고 있다. 방향은 서남방향으로 계절은 늦은 여름이다. 색상은 황토색으로 장기는 비장을 의미한다. 기상은 흐리지만 비가 내리지 않는 날씨나 안개를 의미한다.

〈8괘 도표〉

8괘	☰	☱	☲	☳	☴	☵	☶	☷
괘명	건(乾)	태(兌)	리(離)	진(震)	손(巽)	감(坎)	간(艮)	곤(坤)
자연	하늘	연못	불	우레	바람	물	산	땅
육친	아버지	막내딸	중녀	장남	큰딸	차남	막내	어머니
성질	강건	즐거움	아름다움	움직임	들어감	빠짐	정지	유순함
동물	말	양	꿩	용	닭	돼지	개	소
신체	머리	입	눈	발	넓적다리	귀	손	배
五行	양금	음금	화	양목	음목	수	양토	음토
방위	서북	서	남	동	동남	북	동북	서남
시간	10–11	8–10	5–7	2–4	4–5	11–1	1–2	7–8
문	개(開)문	경(敬)문	경(景)문	상(傷)문	두(杜)문	두(休)문	생(生)문	사(死)문
계절	늦가을	가을	여름	봄	늦봄	겨울	늦겨울	늦여름
색상	백	백	적	청	녹색	흑색	황색	황
장기	폐	대장	심장	간	담	신장	위장	비장
구성	백금성	적금성	자화성	벽목성	록목성	백수성	백토성	흑토성

제 4 장

건강의 비밀
인체의 9궁 반사구
활용법

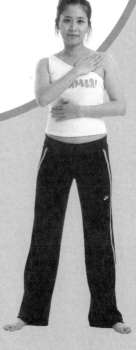

9궁 8괘도를
아세요?

후천팔괘가 생성된 이후 '낙서'의 수와 합하면 의학, 건축, 예술 등 다수의 분야에서 광범위하게 활용되고 있는 9궁 8괘도가 된다. 9궁은 낙서와 문왕 후천 8괘 방위도에서 비롯되었다. 낙서는 중앙의 5를 중심으로 북쪽에서부터 시계 반대방향으로 돌면서 1-6-7-2-9-4-3-8순으로 8방으로 펼쳐져 있다. 이 낙서를 바탕으로 9개의 숫자와 방위를 그대로 둔 채 5행 대신 5행이 돌면서 만든 8괘를 배열한 것이 문왕의 후천 8괘도가 된다. 이 낙서와 후천 8괘도를 9개의 궁(宮)으로 배열시킨 것이 9궁도가 된다. 궁이란 방이라는 뜻이다.

〈9궁도와 9궁수〉

4綠 木 손(바람)	9紫 火 리(불)	2黑 土 곤(땅)	4	9	2
3碧 木 진(뇌성)	5黃 土 대지	7赤 金 태(연못)	3	5	7
8白 土 간(산)	1白 水 감(물)	6白 金 건(하늘)	8	1	6

➡ 1, 3, 5, 7, 9는 정방에서 1수, 3목, 5토, 7금, 9화의 5행을 하도에 맞추어 바르게 지니고 있는 것에 반해 음수인 2, 4, 6, 8은 각각 간방에서 2토, 4목, 6금, 8토로 낙서의 5행에 맞추어 있음을 알 수가 있다. 이것은 9궁도가 하도의 선천적 요소와 낙서의 후천적 요소를 모두 갖추어, 삼라만상의 변화를 한눈으로 살펴보기 위한 지혜에서 나온 것이기 때문일 것이다.

➡ 수와 화가 각각 하나인데 목과 금은 각각 둘씩이며 토는 세 개나 있는 이유는 후천세계에서 변화는 물과 불이 가장 강하게 작용하고 나무와 쇠가 그 다음이며, 흙은 그 자체의 힘이 약하여 변화에 미미하기 때문으로 본다.

➡ 9궁도에 놓여진 숫자는 가로, 세로, 대각선으로 합해도 15가 되는데 이 것은 선천수 1, 2, 3, 4, 5의 합이 15이고 양의 대표수인 9와 음의 대표수인 6이 합하여도 15이기 때문이다. 이와 같은 것은 우주의 항상성을 유지하기 위해 균형을 유지해야 하기 때문이다.

※ 9궁도에 8괘도를 배치하면 다음과 같은 모양이 나온다.

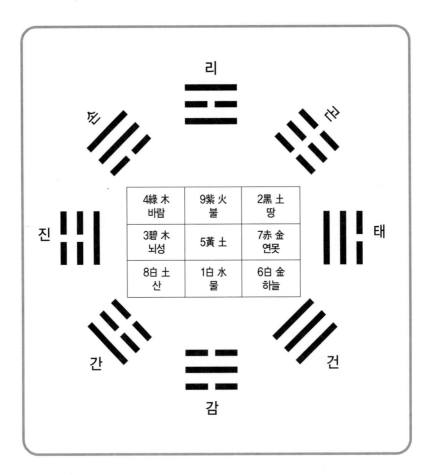

4綠 木 바람	9紫 火 불	2黑 土 땅
3碧 木 뇌성	5黃 土	7赤 金 연못
8白 土 산	1白 水 물	6白 金 하늘

〈9궁 8괘 배치도〉

우리 몸으로 알아본
9궁 8괘도

인체의 중심은 2군데가 있다. 신체 전체를 통제하는 뇌가 하나의 중심이고 팔, 다리 4지의 중심이 되는 몸통이 또 하나의 중심이다. 음양으로 볼 때는 음은 땅의 기운을 받는 몸통이고, 양은 천기를 받는 머리라고 할 수가 있다.

따라서 머리 문제는 몸통에서 문제가 발생할 수가 있고 몸의 문제는 머리에서 발생할 수 있다. 따라서 머리와 몸통은 표리관계, 음양관계에 있다.

음양평형은 건강의 가장 중요한 요소이다. 현대인들은 음의 활동인 몸통을 쓰는 일보다도 컴퓨터 등 머리를 많이 쓰는 직업에 주로 종사하므로 음양평형이 문제가 된 것이다. 머리 분야는 많이 쓰고 있으나 육체는 주로 사용하지 않아 에너지 흐름이 정체되어 질병이 발생하게 되는 것이다.

인체는 소우주로 음양오행이 없는 곳이 없으며, 오행의 산생물인

8괘가 없는 곳이 없다. 몸통, 손발, 등, 머리 등 인체의 어느 곳에도 존재한다. 오행은 한의학의 기본으로 수많은 학자들에 의해 발전되어 진단과 치료에 활용하고 있으나, 인체의 8괘를 적용한 건강법은 아직 발전되지 않았다. 어떤 사람은 복부에 8괘를 적용시켜 마사지에 활용하는 사람도 있고 손바닥이나 발바닥 등에 반사구를 적용하여 건강분야에 활용하는 사람들도 있다.

우주의 기가 들어있는 인체 내의 장기는 오장육부다. 따라서 오장육부를 잘 가동시켜야 한다. 오장육부의 오행의 기가 활발하게 활동하면 인체는 진정한 건강을 이룰 수 있게 된다.

주역 8괘를 인체 전면 몸통에 적용하면 다음과 같은 9개의 방이 나온다. 9개 방에 오장육부가 모두 들어 있으며 봄, 여름, 가을, 겨울 사계절이 활동하고 있다.

봄의 구역은 봄대로 파릇파릇 해야 하고 여름은 여름대로 뜨거워야 하며 가을은 가을대로 단풍지고 열매가 가득 맺혀야 하고 겨울은 겨울대로 차갑고 맑은 느낌이 있어야 건강한 육체가 된다.

현대인들의 대부분은 지구의 생태계가 파괴된 환경처럼 오염되어 가고 있다. 각종 스트레스와 일회용 인공식품, 오염된 물, 오염된 환경은 인체내 9개의 방을 오염시켜 질식 직전 상태까지 와있는 것이다. 오염된 9개의 방은 이제 더 이상 화학약품이나 기타요법으로 정화가 힘들게 되어 버렸다.

9개의 방들은 방마다 가지고 있는 고유한 파동과 정서를 가지고 있다. 따라서 효과적으로 잃어버린 파동과 건강을 찾으려면 각 방에 맞는 기법을 써서 정화시켜야 한다. 9개의 방을 원래의 상태대로 돌려놓는 것이 건강법의 생명이고, 핵심 포인트라고 할 수가 있다.

다음은 각 방별로 어떤 특성을 가지고 있고 어떤 의미가 있는지 살펴보도록 한다.

역의 8괘는 소성괘라고 하여 소우주를 의미한다. 대성괘는 64괘로 우주의 탄생과 모든 변화과정을 상징적으로 대변한다. 따라서 소우주인 인체의 8괘를 치료하면 우주의 64괘와 공명됨으로써 우주와 일체가 될 수 있으며 진정한 건강을 회복할 수 있다.

인체에 9궁 8괘도를 적용하면 다음의 그림이 된다.

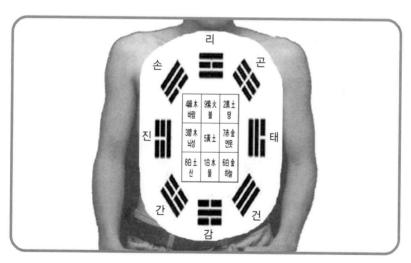

〈각 궁별 인체 상응도〉

인체와 우주가 하나된 모습이다. 인체가 소우주라고 하는 것은 역의 8괘가 몸속에 있다는 것을 의미하기도 한다. 인간의 각 괘의 궁은 우주와 파장으로 연결되어 있다. 끊임없이 우주와 신호를 주고 받으면서 건강을 유지하고 살아가게 된다. 건강을 잃었다는 것은 인체의 각 궁이 막혀 자연 에너지를 공급받지 못하기 때문이라고도 볼 수가 있다. 각 궁은 자연의 에너지를 받기 위해 수많은 경락과 경혈이 존재한다. 경혈이 막히면 자연에너지의 신호를 받지 못하게 됨으로써 통증을 일으키게 되고 질병을 유발하게 되는 것이다.

진정한 건강의 회복은 각 방을 깨끗하게 치워야 한다. 막힌 경락을 소통시켜 맑은 에너지가 소통되어 자연 에너지와 교감을 이루어야 한다. 막힌 경락을 뚫어주기 위해 약이나 수술 등 화학적이거나 인공적인 방법은 크게 도움이 되지 않는다. 각 궁을 깨끗하게 치워주기만 하면 우주의 신비한 에너지가 들어와 자연치유를 해주게 된다.

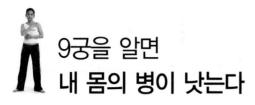

9궁을 알면
내 몸의 병이 낫는다

① 간궁 : 산

【위치】 간궁은 인체의 우측 서혜부 위쪽에 위치한다. 방위로서는
동북방향으로 좋은 일이 생긴다는 생문에 위치한다. 해부학적으로
이 부근에 소장과 대장이 만나는 맹장이 있다. 경락은 옆구리에서
부터 담경락, 비경, 위경, 간경락이 지나간다.

【발병요인】 사무실 근로자 등 오래 앉아서 생활하는 분들은 이곳
이 대부분 막혀 있다.

【이상시 나타나는 질병】 이곳에 문제가 있으면 대표적인 질환으
로 맹장염, 변비가 주로 발생하고 신장과 방광기능, 위장기능이 저
하된다. 또한 하체로 내려가는 서혜부 동맥에 영향을 미침으로써
고관절 이상, 다리 및 무릎질환, 하체 비만 등이 나타나게 된다. 또
한 맹장기능이 저하되면 인체의 면역능력이 급속도로 저하될 뿐만

아니라 몸속의 독소가 막히게 됨으로써 비염이나 축농증 같은 질환이 발생된다. 이곳이 문제가 되면 생문이 막혀 좋은 에너지가 오장육부에 들어오지 못하게 됨으로써 건강뿐만 아니라 일이 자주 막히고 큰 뜻을 이룰 수가 없다.

② 진궁 : 뇌성

【위치 및 작용】 동쪽의 상문에 위치하며 해당 장기는 간이다. 영향을 미칠 수 있는 주변 장기는 담낭, 우측 신장 등이다. 간은 인체에서 해독작용에 중요한 역할을 하는 매우 중요한 장기다. 계절은 봄을 나타내고 우레의 상징처럼 움직임을 나타내고 있다. 경락상으로는 간경과 담경이 흐른다. 주요 혈로서는 기가 들어간다는 기문혈이 있다.

【발병요인】 간장질환은 과도한 음주나 육식 위주의 식생활 등으로 인해 발생하나 정신적인 요인은 분노이다. 자주 화를 내거나 분노를 일으키는 사람들은 대부분 간장질환을 일으키게 된다.

【이상시 나타나는 질병】 이곳에 문제가 발생하면 인체의 해독능력이 저하될 뿐만 아니라 간경화, 복수, 간암, 담낭질환, 신장질환, 폐, 대장질환, 만성피로, 손끝 저림, 식욕부진 등이 나타난다. 또한 상문방향으로 이곳에 문제가 있으면 차 사고를 내거나 재수가 없게 된다.

③ 손궁 : 바람

【위치】 동남방향으로 두문방향에 위치한다. 중요 장기로는 인체의 호흡과 우주의 기를 담당하는 우측 폐가 위치한다. 경락상으로는 위경, 간경, 비경이 흐르며 중요 혈로는 기가 출입하는 운문혈 등이 위치한다.

【발병요인】 흡연이나 오염된 환경에서 근무를 오래 하는 경우, 골프 등 팔을 무리하게 사용하거나 운동부족 등에서 비롯된다. 우울이나 근심 등의 심리적인 요인도 이곳을 막히게 하는 요인이 된다.

【이상시 나타나는 질병】 이곳에 이상이 있으면 호흡기질환, 기관지천식, 폐결핵, 폐암 등 폐 관련 질환이 나타나게 되고 어깨관절 질환인 오십견과 중풍, 담, 눈병 등이 발생하게 된다. 또한 이곳이 막히면 어떤 일이든지 막혀버리고 일이 잘 풀리지 않는다. 일이 잘 안 풀리는 사람들은 이곳을 잘 풀어주면 해결된다.

④ 리궁 : 태양

【위치】 이곳은 우리 인체에서 태양을 상징하는 가슴 중앙의 심장이 위치한 매우 중요한 곳이다. 또한 가슴 중앙 위에 우리 인체에서 암세포를 자연 치유할 수 있는 자연킬러세포를 생산하는 호르몬 기관인 흉선이 위치하고 있다. 또한 수련에서 중요한 중단전이 위

치하며 또한 이곳은 남의 방향으로 풍경을 의미하는 경문이 위치한 곳이다. 경락상으로는 인체의 음을 주관하는 임맥이 가슴 정중앙으로 흐르고 있으며 가슴 중앙에 전중혈이 위치하고 있다.

【발병요인】 삶의 경쟁으로 인한 각종 스트레스, 시부모 등 인간관계로부터 오는 심리적인 압박감, 남을 미워하는 감정, 급하게 살려는 생활태도, 운동부족으로 인한 심폐기능 저하 등이 주요 원인이다.

【이상 시 발생하는 질병】 이곳이 막히게 되면 한국인들만 가지고 있다고 하는 화병, 관상동맥질환, 심장발작, 협심증, 각종 면역 저하로 발생하는 면역성질환 등이 발생하게 된다. 또한 심장과 관련이 있는 폐와 간, 위장 등에도 영향을 미칠 뿐만 아니라 갑상선, 눈 질환, 두통 등 머리 관련 질환이 발생하게 된다. 이곳이 건강하면 항상 마음 편안할 일이 발생하고 여행할 기회가 많아진다.

⑤ 곤궁 : 땅

【위치】 왼쪽 가슴의 서남방향의 사문(死門)에 위치하며 땅의 어머니를 상징한다. 구성으로 흑토성이라고 하고 낮은 대지를 말하며 전원주택에서 옹기종기 모여사는 평화로운 시골마을의 흙, 친근감 있고 정이 가는 흙, 내가 정착해서 살고 싶은 그런 흙을 뜻한다. 이곳은 좌측 폐가 위치하며 경락으로는 심포경, 심경, 폐경락이 흐르는 중요한 구역이다.

【발병요인】 흡연이나 공기가 오염된 곳에 장기간 근무하거나 골프 등 팔을 과도하게 사용하는 경우에 발생하며 심리적으로는 사랑이 부족하거나 마음 등 정서부족, 슬픔이나 우울한 일을 겪은 후에 이곳에 문제가 발생한다.

【이상 시 발생하는 질병】 좌측 폐 기능 저하로 인해 발생되는 각종 호흡기질환, 기관지천식, 폐암 등이 발생하고, 심장발작 등 심장관련 질환, 비장과 위장 관련 질환 등이 발생하게 된다. 이곳이 심하게 뭉쳐 있거나 통증이 있을 경우에는 심장 이상으로 인한 돌연사 등이 우려되니 건강관리에 특별한 관심을 가져야 한다. 또한 이곳에 문제가 있으면 사업 실패 등 안 좋은 일이 많이 발생하므로 빨리 쾌유시켜야 한다.

⑥ 태궁 : 연못

【위치】 명치로부터 좌측의 경문(敬門)에 위치하며 오행상 서쪽으로 비장과 위장이 있는 곳이다. 또한 갈비뼈 밑으로 대장 만곡부가 지나가고 있는 곳이다. 경락으로는 담경, 간경, 위경, 비경 등 주요 경락이 흐르고 있다.

【발병요인】 이곳의 문제는 대장의 가스로 인해 왼쪽가슴을 떠올려서 갈비뼈 변형으로 발생할 수 있으며, 심리적으로 걱정과 불안 등과 밀접한 관련이 있다. 또한 과도한 육식생활과 인스턴트 식품 등

은 위장과 비장기능을 떨어뜨린다.

【이상 시 발생하는 질병】위염, 위암, 소화기질환, 혈액 관련 질환, 면역력 저하로 발생하는 질환, 대장 폴립, 대장암, 신장 이상으로 발생하는 질환, 부종 등이 발병하게 된다. 이곳이 건강하면 마음이 편안해지고 다른 사람으로부터 존경을 받는 사람이 된다.

⑦ 건궁 : 하늘

【위치】오행상 서북방향의 개문(開門)에 위치하며 좌측 복부구역으로 대장의 S결장이 위치한 곳이다. 또한 좌측 신장도 영향을 받는 지역이다.

【발병요인】육식 위주의 식생활로 대장기능의 저하, 사무실 근무로 인한 운동부족 등으로 인한 에너지 정체 등이 요인이다. 심리적인 요인으로는 자신감이 결여되었을 때 이곳이 정체된다. 신장 기능 저하는 짠 음식이나 찬 음식을 많이 먹거나 놀랄 일이 있을 경우 이곳이 문제가 된다.

【이상 시 발생하는 질병】변비, 대장암, 난소암, 신장암, 피부질환, 허리질환, 무릎관절, 하체 비만 등이 발생한다. 이곳이 건강하면 무슨 일이든지 잘 풀리기 시작하고 자신감이 배양된다.

⑧ 감궁 : 물

【위치】 오행상 수의 방향으로 휴문(休門)에 위치한다. 아랫배의 단전으로 방광, 자궁, 난소, 직장, 전립선 등이 위치한 곳이다.

【발병요인】 신장 기능 저하로 인한 연관성 질병, 찬 음식과 짠 음식의 과도한 섭취, 골반과 선골의 이상, 과도한 성생활, 정 에너지 고갈 등으로 단전에 힘이 없을 때 이곳이 문제가 된다.

【이상 시 발생하는 질병】 방광암, 난소암, 전립선암, 직장암 등이 발생하고 이곳에 문제가 있으면 일이 잘될 것 같으면서도 잘 안 풀리게 된다. 또한 인체의 하단전이 있는 곳으로 이곳이 문제가 되면 정력 부족 등 에너지 고갈로 항상 피로하고 활력적인 삶을 살기가 어렵게 된다.

⑨ 황궁 : 토

【위치】 배꼽을 포함한 상복부 지역으로 인체의 중심에 해당된다. 이 구역은 간, 위장과 비장, 췌장, 대장, 소장 등 인체 대부분의 장기가 중첩되거나 관련이 되어 있는 곳으로 매우 중요한 구역이다. 경락상 임맥이 중앙에 흐르고 있으며 중요한 혈인 상완, 중완, 하완 등이 위치해 있어 전신 건강진단과 치료에 활용된다. 또한 복부의 깊은 속에는 복대동맥이 흐르고 있어 혈액순환에도 밀접한 관

련이 있다. 또한 자율신경과 밀접한 관련이 있는 태양신경총이 위치해 있어 이곳을 복부의 뇌라고 한다. 명치구역은 심장의 반사구이고 배꼽은 8개의 문이 있어 각 장기와 연결되어 있으며, 오장육부의 독소가 이곳을 통해 나가게 된다.

【발병요인】 각종 스트레스로 인한 자율신경 기능저하, 대장의 가스로 인한 팽만, 심장·간장·위장·췌장·대장·소장 기능 저하, 횡격막 굳음으로 인한 장기 운동 부족, 각종 호르몬 기능 저하, 신경 기능 이상으로 인한 오장육부 기능 저하 등이다.

【이상 시 발생하는 질병】 심장병, 당뇨병, 간경화, 간암, 위암, 췌장암, 대장암, 소장암, 동맥경화, 현운, 두통, 고혈압 등이 발생한다.

〈증상 구역 조견표〉

손궁(바람)	리궁(태양)	곤궁(땅)
호흡기질환 기관지천식 폐암, 어깨관절질환 오십견, 중풍, 눈병	화병, 관상동맥질환 정신적질환, 순환기병 냉증병, 갑상선질환 두통, 면역성질환	팔저림, 오십견 당뇨, 심계항진 위염, 비만 알레르기
진궁(우레)	**황궁(대지)**	**태궁(연못)**
간·담질환, 신장질환 폐, 대장질환, 만성피로 손끝저림, 식욕부진	소화기계통질환 당뇨병, 췌장암 알레르기, 비만, 간질환	폐, 호흡기질환 면역성질환 골다공증, 요통
간궁(산)	**감궁(물)**	**건궁(하늘)**
변비, 맹장질환 신장, 방광질환, 위장질환 고관절이상, 다리, 무릎질환 하체비만, 면역력 저하	신방광, 비뇨기계통질환 산부인과계통질환 귓병	변비, 피부질환

제 5 장

내 몸이 좋아하는
9궁 통기법
따라해보자!

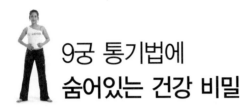

9궁 통기법에
숨어있는 건강 비밀

　　지금까지 태극으로부터 음양오행설, 9궁 탄생과 신체에 적용되는 원리 등을 살펴보았다. 진정한 건강법을 터득하고 활용하기 위해서는 우선 이해가 필수적이다. 알지 못하고 자신의 건강을 지키려는 것은 마치 지도나 나침반 없이 산악을 등산하거나 망망대해를 항해하는 것과 다를 바가 없다. 지금까지의 이론과 원리는 단지 건강법에만 도움이 되는 것이 아니라 인생을 행복하고 성공적으로 살아가기 위해 필수적으로 알아야 하는 내용이라고 할 수가 있다.

　　다음은 이와 같은 원리와 이론을 가지고 어떻게 인체의 9개 궁의 막힌 경락을 뚫어 깨끗한 궁으로 만들 것인가가 중요하다. 인체 내에 숨어있는 자연과 우주의 반사구인 9개 궁을 막힘없이 뚫어 기가 통하게 하면 각종 암이나 생활습관병 등은 저절로 자연 치유가 된다.

　　이 지구상에는 각종 수련법과 건강법 등 무수히 많은 건강법이 있으나 자신을 각종 암이나 난치성 질병으로부터 예방해주고 치료해주는 건강법은 거의 없었다고 볼 수가 있다.

있었다면 왜 많은 사람들이 오늘도 세균이 득실거리는 병원에 누워 있으며, 삶을 포기하고 절망 속에서 살아가겠는가? 물론 일부 수련법은 꾸준히만 한다면 자신의 건강을 지켜주고 일정한 정도의 질병 치료에 효과가 있다. 국내의 국선도나 중국의 태극권, 엄신기공, 요가 등은 탁월한 건강 수련법임에 틀림없다.

그러나 많은 시간을 소모해야 하고 일정한 경지에 오르려면 수많은 노력과 비용이 투입되어야 가능하다. 또한 근본원리를 이해하지 못하고 수련하여 오히려 건강을 찾으려다 건강을 잃는 경우도 비일비재하다.

9궁 통기법은 이러한 문제점을 완전히 해소한 건강수련법이다. 이 수련법은 인위적인 수련법이 아니라 우주의 원리와 비밀이 숨겨져 있다.

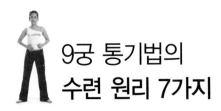

9궁 통기법의
수련 원리 7가지

① 파동과 진동으로 오장육부를 쾌통시켜
전신경락을 뚫어준다.

동양의학의 최고 경전이라고 할 수 있는 〈황제내경〉 소문의 혈기 형지편에서는 자주 놀라거나 무서워하면 경락의 흐름이 막혀 지각마비를 일으킨다고 했다. 이럴 때의 마비는 약용주를 써서 치료한다고 하여 경락이 막혔을 때 두드리는 안마가 유효함을 말하고 있다.

이처럼 몸을 두드려서 경락을 뚫어주는 안마 등은 과거나 지금이나 질병 치료에 매우 유용한 치료술이라고 할 수가 있다. 무술 수련자들은 몸을 두드려서 경락을 통하게 함으로써 무술의 고단자가 되었으며 바위나 나무 등에 자신의 몸을 두드리면서 건강을 지키는 수련법도 있는가 하면 각종 수련이나 건강단체에서 몸을 두드려 치료하는 방법은 매우 일반적이라고 할 수가 있다.

자신의 몸이 뻐근하거나 아픈 부위가 있으면 자신도 모르게 손이

가서 두드리게 되는 데 그렇게 하면 신기하게도 통증이 대부분 해소가 된다.

어머니의 사랑의 손바닥으로 어린이의 가슴을 두드리면서 자장가를 부르면 신기하게도 울음을 그치고 잠을 자게 된다. 또한 아이의 배가 아플 때 만져주거나 두드려주면 통증이 없어지는 자연치유 형태로 발전되었다.

따라서 두드리는 것은 본능적인 자가 치유의 행동이라고 할 수가 있다. 이와 같은 형태의 두드리는 치료법은 경락의 원리, 기공수련의 원리 등과 결합하면서 약손이나 안마 등의 형태로 발전되어 왔다. 현대에는 저주파나 고주파 등 기계의 파동을 이용해서 물리치료에 활용하는 등 중요한 치료기기로 발전되기도 했다.

그러나 아무리 좋은 파동치료기로 발전되고 있다고 하더라도 손바닥으로 두드리는 것에는 미치지 못한다. 기공사의 손바닥에서 나오는 파동에너지는 포톤의 빛, 소리, 파장을 가지고 있을 뿐만 아니라 저주파, 적외선, 정전기, 18Hz 이하의 초저주파, 60U(미크론) 이하의 직경을 갖는 미립자 등이 나온다는 것이 이미 실험 결과 밝혀졌다. 또한 외기 발사 시 체내에서 산, 마, 장, 열, 냉, 침중 등 감각이나 몸이 떨리는 등의 신체 운동을 일으키게 되어 질병이 치료된다는 연구 결과가 있다.

따라서 9궁을 두드릴 때는 손바닥 중앙의 노궁혈을 이용해서 두드리는 것이 중요하다. 아무리 늦어도 1주일 정도 손바닥 중앙의 노궁혈을 이용해 각 궁을 두드리면 노궁혈이 열리게 되고 기공사의 손에서 나오는 외기를 느낄 수 있게 된다.

이러한 약손으로 순차적으로 각 궁을 두드리면 경락이 유통될 뿐만 아니라 그 구역에서 정체되었던 사기, 독소, 탁기 등 불필요한 기가 빠져나오게 된다. 유유상종이라는 말이 있다. 똥파리는 더러운 곳만 좋아한다. 따라서 자신의 사무실이나 집에 똥파리가 들어왔다면 집이 불결하다는 것을 의미한다. 자신의 궁을 깨끗하게 해두면 세균이나 각종 바이러스가 들어올 수가 없다. 파동이 다르기 때문이다.

② 이미지 효과를 극대화 할 수 있도록 한다.

미국의 방사선 치료의사인 칼 사이몬톤은 생존 확률 5% 미만인 61세의 후두암 환자를 대상으로 방사선 치료를 하면서 환자에게 상상 이미지요법을 병행하게 하였다.

방사선 치료를 할 때마다 수백만의 에너지를 가진 탄환으로 상상하고 암세포를 명중하여 암세포가 모조리 파괴되는 모습을 상상하도록 환자에게 주문한 결과 2개월 만에 암의 모든 징후가 사라졌다고 하였다.

그는 여기서 힌트를 얻어 159명의 말기암 환자를 대상으로 이미지요법을 실시한 결과 평균수명은 24.4개월로서 일반 환자 12개월에 비해 2배 이상 연장되었고 암이 소실된 경우가 14명으로 전체의 22.2%가 되었다. 더 중요한 것은 51%의 암환자들은 생활의 질을 높일 수 있었다고 하였다. 이와 같은 현상으로 미뤄볼 때 상상은 곧 강력한 에너지로 질병 치료에 직접적으로 관여하고 있다는 것을 의미한다.

이밖에도 상상요법으로 백혈구를 증가시키거나 T세포를 증가시킨 사례도 있었는데 이미지 요법은 상상요법으로 강력한 효력이 있음을 증명하고 있다.

상상요법은 일종의 염력치료법이라고 할 수가 있다. 강한 의념을 가져야 효과를 볼 수가 있는 것이다. 일반적으로 눈을 감아보면 자신의 의념 에너지의 강도를 알 수가 있다. 눈을 감으면 아무것도 보이지 않거나 회색이 보이면 의념력이 아주 미약하다고 할 수가 있다. 의념력이 미약하면 상상효과도 별 효험을 얻지 못하게 된다. 자신의 의념력이 미약하다고 지금부터 걱정할 필요는 없다. 9궁 수련법은 고도의 집중력과 의념력(意念力)을 동시에 강화시켜주기 때문이다. 의념이 부족하다는 것은 자신의 정과 기의 에너지가 미약하다는 것을 의미한다. 기력이 쇠퇴하고 에너지가 고갈되어 가고 있다는 것을 의미한다. 우리 인체 내 정기신의 3가지 보물 중 기본물질은 정(精)에너지다. 정에너지가 고갈되면 기가 약해지고 정신에너지인 의념력이 약해지는 것이다.

따라서 자신의 의념이 약하다고 해서 걱정할 필요가 없다. 의념력은 얼마든지 수련하여 강화시킬 수가 있다. 9궁 통기법은 육체와 동시에 강한 정신에너지를 갖도록 해주는 수련법이다. 한 달만 꾸준히 두드려주면 어느 정도 해결된다. 어떤 생각을 가지고 두드리느냐 하는 것은 실제 수련편을 참고하기 바란다. 수련에서 의념은 매우 중요하다. 수련의 성공은 의념에 달렸다고 해도 과언이 아니다.

의념의 효과를 최대한 활용하려면 지금 이 책을 읽는 순간부터 마음의 구조를 바꿔야 한다. 지금부터 병원이나 의사나 정기검진 등 질병과 관련된 일들은 잊어버리는 것이 좋다. 건강 염려증이 있는 어떤 분은 병원 옆으로 이사를 하게 되었는데 평생 질병이 떨어지지 않아 다른 곳으로 이사했더니 완치되었다는 말을 들은 적이 있다.

해마다 돌아오는 정기검진이나 TV 등 각종 매스컴에서 보도되는 질병을 예방하기 위해서는 정기검진을 받아야 한다는 말에 속으면 안 된다. 자신의 질병은 자신이 가장 잘 알고 있다. 어느 날 등산도 잘하고 건강하게 살았던 사람이 모처럼 병원에 친구의 병문안을 갔다가 의사의 권유에 못이겨 검진을 해본 결과 암이라는 진단을 받았다가 몇 개월 후에 사망했다는 유사한 사례를 가끔 듣게 된다.

이런 부류의 사람을 수없이 많이 보아왔다. 어떤 여대생은 갑자기 음식을 잘못 먹어 밤중에 배가 아파 병원에 갔는데 검진 결과 암이라고 진단받고 복부를 절단하였는데 암이 아닌 것으로 판명되어 이 문제로 스트레스를 받다가 진짜 후두암에 걸려 고생하는 경우를 목격하기도 했다.

참으로 어처구니없는 일들이 벌어지고 있다. 암이 아닌 사람도 암이라고 하면 진짜 암이 되고 진짜 암이라도 암이 아니라고 믿고 열심히 수련하면 암이 없어지는 것이 마음의 원리이고 치유의 비법이라는 것을 인식해야 한다. 우리의 뇌는 상상과 현실을 구별하지 못한다. 상상을 이용해 치유에 활용하면 되는 것이다.

이제 당신은 이 세상에서 가장 건강한 사람이라는 생각으로 마음의 구조를 바꿔야 한다. 당신은 건강하다. 건강염려증 때문에 병이 드는 것이다. 건강에 파동과 주파수를 맞추면 저절로 건강하게 되는 원리다. 9궁 통기법을 수련할 때 산이나 물 등 해당구역과 파동이 맞는 자연을 상상하면서 수련하는 것은 마음을 바꿔주고 의념을 극대화 시켜줄 수 있는 비법 중의 비법이다.

③ 즐거운 마음을 갖게 된다.

즐거운 마음을 갖는다는 것은 지극히 어려운 과제다. 즐거운 일이 있어야 저절로 흥이 나고 즐거워질 수 있다고 생각한다. 대부분의 사람들은 즐거운 마음을 물질과 연결시킨다. 좋은 집, 좋은 차, 좋은 시설, 좋은 환경이 있어야 행복하고 즐거워질 수 있다고 생각한다.

그러나 그것은 큰 착각이요, 오류다. 아무리 돈이 많고 명예가 많고 남들이 볼 때 부러울 것이 없을 정도로 가질 것을 다 가진 사람들도 각종 난치병이나 불치병으로 고생하다가 저 세상으로 간 분들이 너무 많다.

난치병과 불치병에 걸렸다는 것은 즐겁고 행복한 마음이 없었다는 것을 의미한다. 특히 암에 걸린 대부분의 원인은 극심한 심리적인 요인이 작용하기 때문이다.

건강이나 행복은 항생제나 돈으로 살 수 있는 것은 아니다. 건강과 성공의 원리를 깨달은 사람들은 우리에게 귀가 따갑도록 설파했다. 하지만 설교나 교육으로 마음이 바뀌는 것은 결코 아니다. 많은 사람들이 종교시설이나 수련시설에서 교육을 받고 수련을 하지만 우주의 기본원리인 감사의 마음과 사랑이 부족한 경우가 너무 많다.

하지만 가난은 행복의 조건은 더욱 아니다. 아프리카나 후진국들을 보면 이 사실을 금방 알 수가 있다. 이들 국가는 가난으로 인해 수많은 사람들이 질병으로 죽어가고 있는 것이다. 건강과 성공의 원리를 모르기 때문이다. 우주는 공평하다. 무한한 에너지와 자원을 가지고 있다. 우주는 인간이 보다 잘 살고 행복하게 살도록 하기 위해 수많은 에너지와 사랑을 보내고 있다. 이러한 에너지에 파동을 맞추면 된다.

파동을 맞추는 가장 효과적인 방법은 감사와 사랑의 마음이다. 음성꽃동네 입구의 큰 돌에 "얻어먹을 수 있는 힘만 있어도 주님께 감사하라."는 말이 적절하다. 그곳에서는 수많은 사람들이 스스로 음식을 먹지 못하여 도우미에 의해 생명을 연명하고 있다. 그래도 얻어먹을 수 있는 힘이 있기에 주님께 감사하고 만족한 삶을 살아가고 있다. 우리 일반인들은 어떤가? 가질 것 다 가지고 있어도 만족이나 감사할 줄 모르고 더 갖기 위해 스트레스를 받는 것이 아닌가?

따라서 즐거운 마음을 갖는다는 것은 부나 가난이 아니라는 것을 금방 알 수가 있다. 그러나 지금까지 살아오면서 자신의 무의식 속에 쌓여있는 각종 경쟁의식으로 마음을 바꾸기란 쉽지 않다. 무의식이 변해야 되기 때문이다. 9궁 통기법은 음악과 자연의 파동에 맞춰 두드리기만 하면 즐거운 마음으로 바뀌게 된다. 아무리 스트레스를 받았다고 하더라도 두드리면 즐거워진다. 참으로 신기한 건강법이 아닐 수가 없다.

최근 대안의학요법 중 웃음요법이라는 것이 있다. 난치병 환자가 웃을 일은 거의 없지만 박장대소하고 웃음을 연출하면 호르몬 분비가 왕성해지고 즐거워져서 저절로 치료가 된다는 것이다. 9궁 통기법은 참으로 최신 뇌과학을 이용한 가장 효과적인 건강요법이라는 것을 인식할 필요가 있다.

④ 각 궁에 맞는 음악을 선택하여 음악치유 효과를 높인다.

신나는 음악을 들으면 자신도 모르게 즐거워지고 엔돌핀 등 치유의 호르몬이 나오게 된다. 음악을 싫어하는 사람들은 거의 없을 것이다. 음악을 싫어한다면 아마 신경정신과적인 문제가 있을 수도 있다. 나무도 좋은 음악을 들으면 성장률이 빠르다는 것은 입증된 바 있다.

음악은 일종의 파동치료 분야다. 자신의 부정적인 독소나 사기를 음악의 파동을 이용해서 제거하는 것이다. 또한 음악은 자연이나 과거의 즐거웠던 일들을 회상시켜주는 촉매제 역할을 한다. 우울한 감정이 있을 때 과거의 즐거웠던 일을 회상한다면 현재의 우울한 기분은 순식간에 잊어버리고 과거의 즐거웠던 시절로 되돌아가게 된다.

현재의 불쾌한 감정이나 병적인 상태를 과거의 즐거웠던 시절로 앵커링하게 되는 것이다.

일단 앵커링이 되면 질병은 치료된 것과 마찬가지이다. 우울증 환자가 9궁 통기법으로 가장 빠르게 효과를 느끼는 것은 이와 같은 원리이다. 9궁 통기법은 각 궁별로 자연과 연결될 수 있는 음악을 선택하여 신나게 두드리다보면 일상적인 질환은 즉시 해소가 된다.

⑤ 초고속 기공 수련법으로 공효가 즉시 나타난다.

전통적인 기공 수련은 몇 개월 또는 몇 년을 수련해야 소주천이나 대주천 수련이 완성되는 등 바쁜 현대인들에게 맞지 않는 요소가 많다. 현대인들의 생활습관이 빠른 만큼 질병도 신속하게 찾아오는 경우가 많다. 암의 경우도 심리적인 충격을 받으면 몇 달 안에 걸리게 되는 경우도 있다.

따라서 초고속 수련법이 아니면 갑작스럽게 찾아오는 질병에 대응할 시간이 없게 된다. 또한 무엇보다도 중요한 것은 매일 시간을 내어 수련장에 나오기가 힘들다는 데 있다. 시테크, 분테크를 강조하는 현대인의 경영이론에 의거한 '시간은 곧 생명'이라는 강박관념을 가지고 있는 현대인들에게 있어 좀처럼 시간을 내어 일일 수련하는 것은 쉽지 않다.

9궁 통기법은 기공의 핵심원리를 적용하여 배워서 집에서도 쉽게 접근하여 수련할 수 있도록 구성되어 있으며, 수련방법이 간단하고 효과는 즉시 나타난다.

누구든지 수련자는 단 1회의 수련만으로 외기 발사를 할 수가 있으며, 우주에 충만된 에너지를 자유자재로 활용할 수 있는 능력을 개발할 수가 있다. 각종 난치병 환자가 쾌속으로 치유되는가 하면 기감을 못 느껴 고생하는 수련자나 기 치료사들도 큰 효험을 볼 수 있는 것은 고급 기공 수련의 원리가 포함되어 있기 때문이다.

⑥ 무의식 프로그램을 바꾼다.

9궁 통기법이 일반적인 운동이나 수련법과 근본적인 차이가 나는 것은 무의식에 초고속으로 접근하여 우주에너지를 활용할 수 있다는 점이다. 질병의 대부분은 무의식속에 저장되어 있는 나쁜 파장 때문이다. 나쁜 파장을 제거하지 않는다면 평생 질병으로 고생할 수밖에 없다.

따라서 수련 시에는 최대한 편안한 모습으로 하되 내부의 눈으로는 계절의 영상을 상상하고 귀로는 음악에 집중하면서 해당 구역을 리듬 있게 두드려 주어야 효과가 빨리 나타난다.

시간이 가면 갈수록 태어나서부터 발생한 모든 부정적인 독소를 제거할 수도 있을 것이다.

따라서 9궁 통기법을 접하는 사람은 현재의 모든 질병을 스스로 치유할 수 있을 뿐만 아니라 앞으로도 각종 난치병으로부터 자유로울 수 있게 된다.

⑦ 구체적인 목표를 정하고 꾸준히 시행한다.

무슨 운동이든지 일정한 효과를 확실하게 내려면 3달 이상 꾸준히 하는 것이 중요하다. 단지 몇 회만 해보고 효과가 없다고 그만두는 것은 불도 지피지 않고 밥이 되기를 바라는 것과 같다.

비만을 목표로 운동하는 사람들은 한 달 간의 감량프로그램을 정해야 한다. 보통 한 달에 5kg 정도는 꾸준히 수련하면 얼마든지 감량할 수가 있을 것이다. 암 등 난치성 질병을 가지고 있는 분들은 6개월 이상 꾸준히 한다면 반드시 뚜렷한 효과를 볼 수가 있다. 비만이나 질병 완치를 목표로 하는 사람들은 아침과 저녁에 각각 수련을 필요로 한다. 암 등 난치성질병을 가지고 있는 분들은 시간에 관계없이 하루에 3시간 이상 꾸준히 해야 한다.

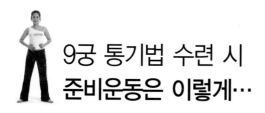

9궁 통기법 수련 시
준비운동은 이렇게…

   9궁 통기법을 수련하기 위한 준비운동은 10개의 방향으로 밀고 10개의 방향으로부터 우주와 일체가 되기 위한 에너지를 받으면서 전신을 통하게 한다. 이를 **10방 전신기통공**이라 한다.

   기본자세는 전신을 최대한 이완시키고 10방향으로 손바닥으로 밀 때는 발뒤꿈치를 들면서 최대한 스트레칭한 후 갑자기 힘을 **빼면서** 기본자세를 취한다.

   10개의 방향에서 가장 신속하게 기를 끌어들이는 방법으로 스트레칭을 최대한 이완한 후 힘을 갑자기 **뺄** 때 우주의 에너지가 몸속에 가장 많이 들어온다. 전신 경락이 가장 **빠르게** 통하게 되며, 10방의 에너지와 교류하게 된다. 이 준비공은 도의 존재를 믿고 우주를 진정 인식하려는 마음으로 자연의 법칙을 따라 열심히 수련하겠다는 마음의 신호를 우주 공간에 보내는 것이다. 이때 자기 몸은 발사대와 같다.

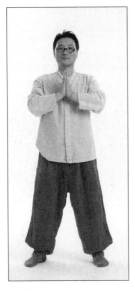 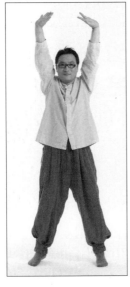 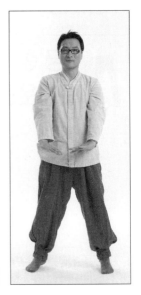

【기본자세】	【천기통기】	【지기통기】
• 양발을 어깨넓이 정도 벌리고 합장을 한다.	• 양팔을 올리고 손바닥을 편 후 기지개를 켜듯이 머리 위로 최대한 스트레칭 한다. 이때 다리도 세운다. 최대한 스트레칭한 후 갑자기 힘을 빼면서 기본자세인 합장을 한다.	• 양팔을 땅 방향으로 스트레칭한 후 기본자세를 취한다.

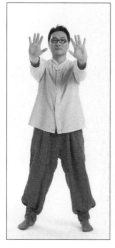 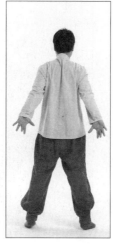 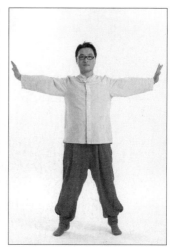

【전방통기】	【후방통기】	【좌우통기】
• 양팔의 손바닥을 전방으로 밀면서 스트레칭한 후 힘을 빼면서 기본형 자세를 취한다.	• 양팔을 등 뒤로 밀면서 스트레칭 한 후 기본자세를 취한다.	• 양팔을 양쪽 측면으로 스트레칭 한 후 기본자세를 취한다.

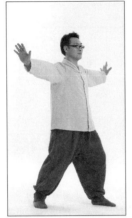
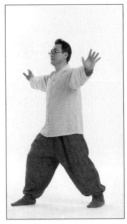

【전후통기】

• 몸을 좌측과 우측으로 각각 돌면서 전후로 스
트레칭 한 후 기본자세를 취한다.

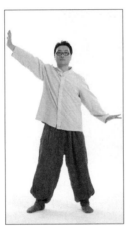
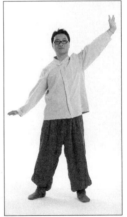

【대각선통기】

• 양팔을 대각선으로 각각 밀면서 스트레칭한
후 기본자세를 취한다.

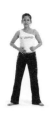

전신 경락과
핵심 경혈 열어주는 법

　　본 수련에 들어가기 앞서 전신경락과 핵심경혈을 자극하여 몸을 충분히 이완시켜야 이 수련의 효과를 극대화할 수 있을 것이다.

　　전신경락과 핵심경혈 열어주기는 준비기공이나 수련을 마친 후 마무리 공을 할 때도 사용하며, 수련 외에 평상시에도 각 구분별로 목적에 맞도록 수련한다면 크게 도움이 된다.

　　풀어줄 때는 경락을 따라 두드리면서 풀어주되 핵심경혈은 3~6회 정도 두드려주면서 자극하면 효과적이다.

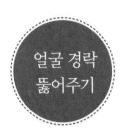

얼굴 경락
뚫어주기

〈얼굴의 주요 핵심 경혈 및 효능〉

경혈명	위치	주요 효능
정명	눈 안쪽 오목한 곳	근시, 눈피로 등 각종 눈질환
사백	눈밑 1cm 얼굴의 중앙	눈피로, 두통, 알레르기성비염, 삼차신경통
태양	눈옆 관자놀이 오목	두통, 정신혼미, 피로, 건망증, 호르몬 이상
영향	콧망울 양 옆 끝	비염, 축농증, 냄새를 맡지 못할 때 등 각종 코질환
수구	코와 입술 사이	잇몸질환,구급혈
승장	턱밑 중앙	아래잇몸질환
협거	하악관절 접합부	치통, 하악관절통, 구안와사, 턱처짐
청회	귀밑 오목한 곳	각종 귀질환
청궁	귀옆 오목한 곳	청각장애, 귀통증, 귀울림
옥침	뒷목 오목한 곳	뇌의 피로해소, 풍사를 흩어지게 하는 효과
대추	뒷목 경추 1번 밑	뇌를 맑게 하고 정신을 안정시킨다.

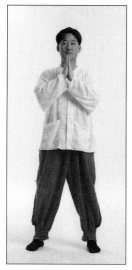 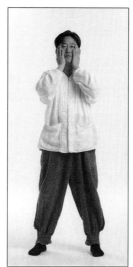 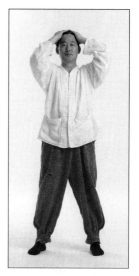

【손비비기】	【기 세수하기】	【머리를 쓸어올린 후 두드리기】

- 양손을 충분히 비벼 열이 나게 한다.

- 따뜻해진 손으로 얼굴 전체를 세수하듯이 비벼준다. 의념으로 얼굴의 주름이 펴지라는 생각을 한다.

- 양 손가락으로 빗처럼 머리를 뒤로 넘기면서 쓸어주고 손가락으로 머리를 충분히 두드려준다.

- 의념은 흰머리가 검은머리로 바뀐다는 의념을 두고 머리의 막힌 혈이 모두 뚫어진다는 의념을 한다.

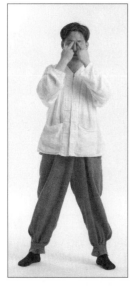 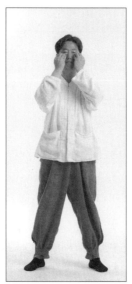 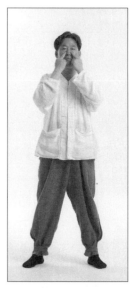

【정명혈 자극주기】	【눈 주변 자극주기】	【코 자극주기】
• 양손의 중지로 정명혈을 자극 준다. • 눈이 맑아지는 효과가 있다.	• 양 손가락을 모아 눈 밑과 눈 위의 주요 혈을 자극한다. • 각종 눈의 피로가 해소된다.	• 코의 비통혈과 영향혈을 자극준 다음 코 주변을 문지른다. • 축농증, 비염 등에 좋다.

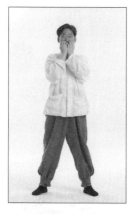

【인중혈 자극주기】

• 코 와 입 중앙의 인
중혈을 풀어준다.

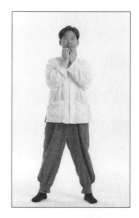

【승장혈 자극주기】

• 입술 아래 승장혈을
풀어준다.

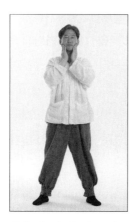

【턱 쓸어 올려주기】

• 양손가락을 모아 양 턱선을
위로 쓸어올려준다.

• 처진 턱이 올라가는 효과가
있다.

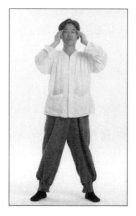

【태양혈 자극주기】

• 눈 옆 관자놀이 오목한 곳에
위치한 태양혈을 풀어준다.

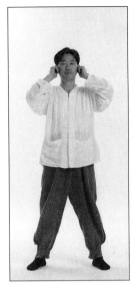 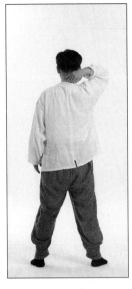 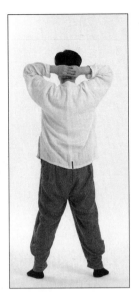

【귀 자극주기】	【대추혈 문지르기】	【옥침혈 두드리기】
• 양손 엄지와 검지로 귀를 충분히 자극준다.	• 팔을 교대로 뒤로 올려 대추혈을 손바닥으로 충분히 문질러준다.	• 양손바닥으로 옥침혈을 두두려준다.
• 귀는 신장의 반사구로 신장이 좋아진다.	• 몸속에 사기가 침습하지 못하게 된다.	• 소뇌, 간뇌가 좋아지고 머리가 맑아지는 효과가 있다.

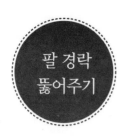

팔 경락
뚫어주기

경혈명	위치	주요 효능
운문	견봉 밑 오목한 곳	해수천식, 가슴답답, 견배통
내관	음경 손목 4cm 위	심장, 불면, 불안초조 등 마음 관련질환
노궁	2-3지 중앙 가운데	신경과로, 피곤, 손의 땀, 마음질환
후계	5째 손가락 수도	각종 목질환, 집중력 저하, 혀질환
곡지	팔꿈치 오목한 곳	피부병, 대장질환, 폐질환, 엄지와 검지질환
소해	곡지 반대쪽	테니스엘보요혈, 건망증, 집중력, 목질환
합곡	엄지와 검지 중앙	안면의 각종 질환, 눈, 귀, 두통, 뇌신경질환
외관	내관 반대편	손가락에 힘이 없을 때, 귀질환
견정	어깨 중앙	전신피로, 팔피로, 정신안정

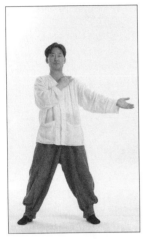
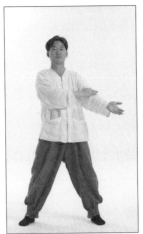
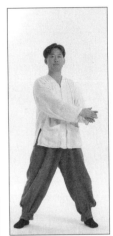

【좌측 팔 3음경 두드리기】

- 왼손을 사선 밑으로 하고 오른팔 노궁으로 팔의 삼음경인 심경, 심포경, 폐경을 동시에 두드리면서 손바닥으로 내려간다.
- 두드릴 때 가슴의 운문혈, 팔꿈치 밑의 내관혈, 손바닥은 충분히 두드려주면서 통하게 한다.

【좌측 팔 3양경 두드리기】

- 왼손을 돌린 후 손의 3양경인 대장경, 삼초경, 소장경을 동시에 손등으로부터 어깨까지 경락을 따라 두드려준다.
- 이때 손등, 곡지혈, 견정혈을 충분히 풀어준다.

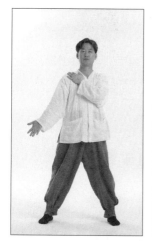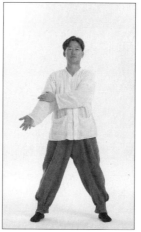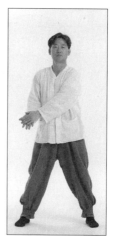

【우측 팔 3음경 두드리기】

• 좌측 팔과 동일한 동작으로 풀어준다.

【우측 팔 3양경 두드리기】

• 우측팔과 동일한 동작으로 풀어준다.

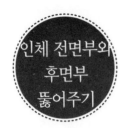

인체 전면부와
후면부
뚫어주기

〈인체 전면과 후면부 핵심경혈 및 효과〉

경혈명	위치	주요 효능
신수	2요추와 3요추 좌우 3cm	부신, 신장, 부종, 요통, 냉증
지실	신수엽 3cm	신장과 골수를 튼튼하게 하며 허리비만 해소
명문	2요추와 3요추 중앙	신장에 에너지 공급

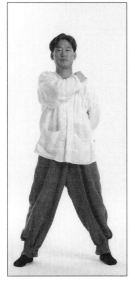

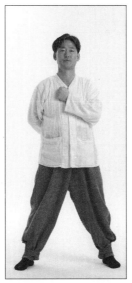

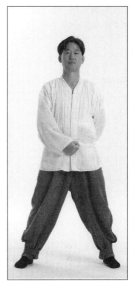

【견정혈 휘두르기】

- 양 손바닥을 교차로 휘두르면서 한 손은 견정혈을, 다른 한 손은 등 뒤로 돌려 신장을 자극한다.
- 전신의 피로가 해소된다.

【중단전 휘두르기】

- 양 주먹을 쥐고 교차로 한 손은 중단전을, 다른 한 손은 등 뒤의 신장혈을 자극한다.
- 심폐기능이 증진된다.

【하단전 휘두르기】

- 양 주먹을 쥐고 한 손은 하단전을, 다른 한 손은 신장혈을 자극한다.
- 하단전에 축기가 되고 신장이 좋아진다.

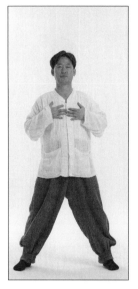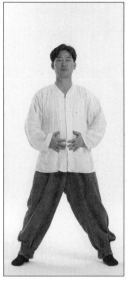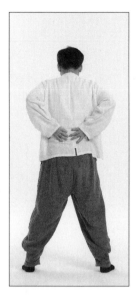

【신체 전면부 두드리기】	【신장혈 두드리기】
• 양 손바닥으로 가슴의 중단전부터 밑으로 충분히 두드려주면서 하단전까지 두드려준다. • 옆구리 쪽도 동일한 방법으로 두드려준다.	• 등을 약간 앞으로 숙인 후 양 손바닥으로 등 뒤의 신장혈을 두드려주면서 풀어준다. • 두드려준 후 상체를 펴고 눈을 감고 신장을 내시한다.

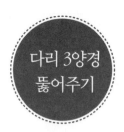

다리 3양경
뚫어주기

〈다리의 핵심 경혈 및 주요 효능〉

경혈명	위치	주요 효능
환조	좌우 대전자 위 2cm 위	좌골신경, 요통, 하지마비, 각종 다리질환
풍시	대전자 슬개골 중앙	바람으로 인한 질환, 요통, 하지무력증 등
족삼리	경골과 비골 무릎 합치점	소화장애, 심장, 신경질환, 난치성질환
위중	뒷무릎 중앙	요통, 무릎통증, 하지마비, 경련
풍융	바깥쪽 복사뼈 위 16cm	불안 초조, 악몽, 스트레스
외관	양경 손목 위 3cm	낙침, 놀람, 풍사, 손목, 옆구리 통증
삼음교	안쪽 복사뼈 위 3cm	신경성질환, 정신불안, 생리통
음릉천	경골내측 오목한 부위	무릎통증, 복통, 생식기질환, 월경통
혈해	양 무릎 관절 위 4cm	어혈 제거, 빈혈, 부종, 피부병
충문	서혜부 중앙	상기증 치료, 신장질환, 하체질환

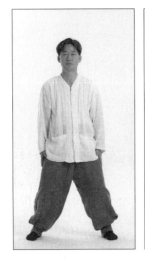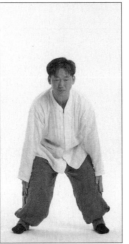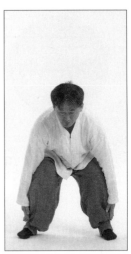

【다리 3양경 뚫어주기】

- 양 손바닥으로 다리 측면의 방광경, 담경, 위경 등을 각각 두드리면서 엉덩이부터 발목까지 풀어준다.

- 이때 풍시혈, 족삼리, 현종혈을 충분히 풀어주어야 한다.

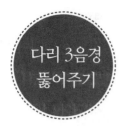

다리 3음경
뚫어주기

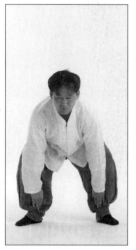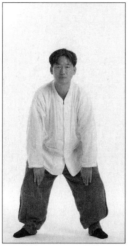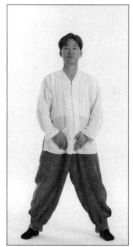

【다리 3음경 뚫어주기】

• 양 손바닥으로 다리의 3음경인 비경, 간경, 신경 등을 각각 발목부터 서혜
부까지 두드리면서 올라간다.

• 이때 삼음교, 혈해혈, 충문혈을 충분히 풀어준다.

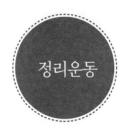

정리운동

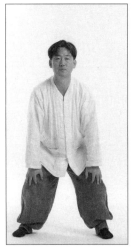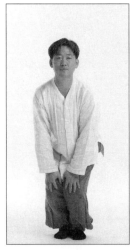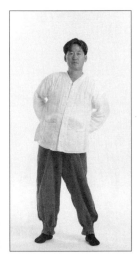

【정리운동】

- 양 손바닥으로 무릎을 잡고 안으로 3번, 밖으로 3번 돌려준다.

- 그런 다음 무릎을 모으고 동시에 각각 3회씩 돌려준다.

- 마지막에는 손으로 양 허리를 잡고 엉덩이를 돌리면서 골반과 허리를 풀어
  준다.

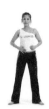

따라해보자!
9궁 통기법 수련편

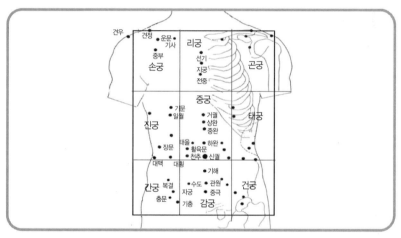

〈9궁 경혈도〉

➡ **9궁 타통 순서** : 오른쪽 맹장구역 간궁부터 – 진궁– 손궁 – 리궁 – 곤궁 – 태궁 – 건궁 – 감궁 순으로 인체의 시계방향으로 돌면서 통기한다.

➡ **9궁 핵심 경혈도** : 각 궁을 타통시킬 때는 핵심경혈을 집중적으로 두드리면 효과가 빠르게 나타난다. 경혈 위치 및 증상은 각 궁에서 별도로 설명한다.

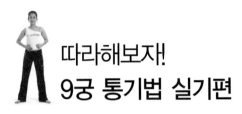

따라해보자!
9궁 통기법 실기편

간궁(산) : 맹장구역

【장기】맹장이 위치하고 있다. 맹장은 대장과 소장의 연결부위로 이곳이 막히면 변비 등이 발생한다. 또한 맹장에 문제가 발생할 경우 독소가 대장으로 나가지 못하고 코로 역류하는 현상을 일으키게 된다. 따라서 비염이나 축농증도 맹장의 이상으로 발생되는 것이다. 또한 맹장은 면역계통에 중요한 역할을 하는 것으로 알려져 있다.

【핵심 경혈 및 주치】

• 기충 : 서혜부 안쪽의 동맥이 느껴지는 혈이고 기경팔맥의 충맥이 시작되는 혈이며, 기가 충만해 있는 곳이다. 이곳을 풀어주면 하체의 혈액순환 장애, 신장기능 개선, 하체 비만 등을 해소할 수 있는 특효혈이다.

- **자궁** : 기혈로 중극혈에서 좌우 6cm 되는 곳에 위치한 혈이다. 여성의 각종 비뇨기계통과 생식기계통의 질환을 치료한다. 또한 부종, 여성의 생리불순, 월경통 등에 효과가 있다.
- **복결** : 대횡 밑에 있으며 충수염 진단 및 치료혈이다.

【**통기하는 방법**】 그림과 같이 오른발을 약간 앞굽이 자세를 취한 다음 반동을 이용해서 간 구역을 세게 두드린다. 왼손은 심장을 위로 올려주면서 동시에 두드려주면 도움이 된다.

오른쪽 손바닥에 에너지를 모아 노궁이 해당구역에 밀착되도록 맹장과 서혜부 일대를 진동과 파동을 주면서 두드린다. 복부의 처진 살을 위로 쳐 올려주면서 두드리면 처진 배가 올라가는 효과가 있다.

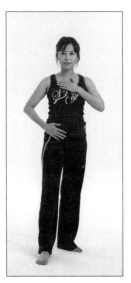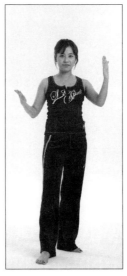

〈간궁 뚫어주기〉

【의념과 파동】 간 구역은 1월의 새해를 의미하는 구역이다. 따라서 새해 아침과 파동을 맞추는 것이 중요하다. 이 구역은 백토성으로 높은 산과 높은 지위를 의미한다. 계절은 늦겨울이고, 동북 방향으로 산의 에너지가 집중된 구역이다.

따라서 몸은 동북방향을 향하고 의념은 백두산이나 한라산 등 큰 산을 생각하면서 떠오르는 태양을 맞는 상상을 하며 큰 산의 파동과 연결한다.

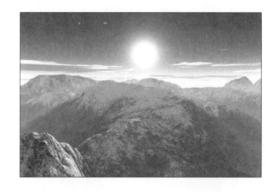

【음악】 설날을 연상하게 하는 리듬 있고 경쾌한 음악을 선정한다.

【효과】 변비 등 각종 대장질환을 치료한다. 또한 충문을 열어줌으로써 신장기능이 좋아지고 기가 충실해질 수가 있다. 여성의 난소 질환을 해소하고 하체 비만, 부종 등에 효과가 있다.

진궁(뇌성) : 간·담구역

【장기】 오른쪽 옆구리의 간과 담이 있는 구역이다. 간은 신장의 기운을 받고 심장을 도와주는 장기로 담즙을 만들어 소화를 돕고, 혈액 저장, 해독작용 및 면역기능에 매우 중요한 역할을 한다.

【핵심 경혈 및 주치】

- **대횡** : 배꼽의 좌·우측 7cm 지점에 위치한 혈로 인체의 상부와 하부의 균형을 맞춰주고 소화기질환, 복부팽만, 과민성대장증후군, 부종, 월경곤란 등에 효과가 있는 혈이다.

- **대맥** : 배꼽과 수평선으로 제 11늑골의 장문혈 밑에 있는 혈로 기경팔맥의 대맥 경락 중 가장 중요한 곳이다. 복통, 방광염, 자궁질환 등에 도움이 된다.

- **장문** : 11늑골 끝에 위치하며 간과 비를 소통하며 열을 내리고 습을 내보내며 혈을 소통시켜 어혈을 없애는 효과가 있다.

- **일월** : 배꼽과 횡격막 중앙을 4등분 했을 때 2등분 지역으로 기문혈 아래에 있다. 담낭질환을 진단하며 치료하는 혈이다.

- **기문** : 거궐과 횡격막이 만나는 지점으로 간질환을 진단하고 치료하는 혈이다. 간경, 비경, 음유맥이 만나는 혈이다. 종기, 울증, 간경화 복수, 비장질환을 치료하는 혈이다.

【통기하는 방법】 오른발을 앞으로 내어 앞굽이 자세에서 반동을 주면서 오른쪽 손바닥으로 진구역을 두드리고 왼손은 동시에 리구

역을 두드려주면서 통기시켜준다. 이때 한 지역만 두드리지 말고 옆구리까지 충분히 두드려준다. 파동과 진동이 등 뒤까지 미치도록 단계별로 강도를 강화시킨다.

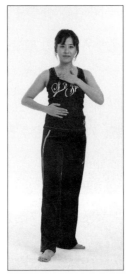 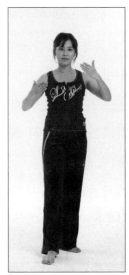

〈진궁 뚫어주기〉

【의념과 파동】 진궁은 강렬한 진동과 힘을 가지고 있다. 9성으로는 벽목성이라고 하며 변덕스러운 날씨에 천둥 번개 치는 시끄러운 소리, 벼락 치는 불빛, 번쩍하며 들리는 뇌성의 진동이 있다. 그러나 그런 기운으로 땅에서는 새싹이 파릇파릇 돋아나고 농부들은 바쁘게 일하고 여기저기 날아다니는 종달새소리, 뻐꾸기소리는 더없이 다정하고 포근하며 따뜻한 햇살은 농부의 마음을 더없이 밝

게 하고 용기를 주어 자연의 아름다움을 느끼게 한다.

메마른 땅에서 어린 싹들이 돋아나는 생명력 있는 구역이다. 봄의 생명력은 우레와 뇌성으로 표현된다. 동방을 향해서 파란 들판에 파릇파릇 돋아나는 싹들과 의념과 파동을 맞춘다. 간경화, 간암이 있는 분들은 이른 아침 소나무 밑에 가서 동방을 향해 통기시켜주면 도움이 된다.

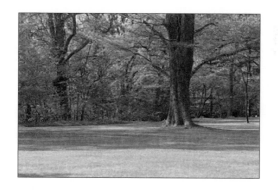

【음악】 봄을 상징하는 흥겨운 음악을 선택한다.

【효과】 간경화, 간암, 담낭질환, 피로회복, 눈질환 치료, 복수, 옆구리 비만 등이 해소되는 효과가 있다.

손궁(바람) : 우측 폐 구역

【장기】 폐장이 위치한 곳이다. 폐장은 대장과 음양관계를 이루는 장기로 우울이나 슬픔에 매우 민감한 장기다. 또한 호흡을 주관하므로 체내의 독소를 빼주고 우주의 진기를 체내로 끌어들이는 역할을 하게 된다. 독성이 있는 음식, 흡연, 오염된 공기 등 폐에 취약한 환경에 살고 있으므로 부단히 이곳을 단련시켜 환경으로부터 저항력을 키울 수 있도록 해야 한다. 이곳이 굳게 되면 동시에 대장의 문제가 발생된다.

【핵심 경혈 및 주치】

- **중부** : 중초의 기가 모이는 곳으로 폐의 모혈이다. 해수, 천식, 흉통, 얼굴부종, 딸꾹질, 구토 등을 치료한다.

- **운문** : 구름이 드나드는 문으로 폐기가 출입하는 문이다. 해수, 천식, 가슴 답답, 견비통 등을 치료한다.

- **기사** : 제 1늑간 좌우 측 4cm 지점으로 폐결핵을 진단하고 오른쪽에서는 충수염을 진단한다. 각종 호흡기질환을 치료한다.

- **견정** : 양 어깨 견봉각과 제 7경추 중간부분에 위치하며 각종 피로회복의 요혈이다. 뒷목과 어깨통증 해소에 탁월한 효과가 있다.

- **견우** : 견봉과 쇄골과의 관절부에 있으며 팔을 들었을 때 오목해지는 부분이다. 대장, 소장, 양 교맥이 교차하는 혈로 삼각근통증이나 각종 어깨 결림에 도움이 된다.

【통기하는 방법】 오른발을 앞굽이 자세로 하고 오른쪽 손바닥 노궁으로 손 구역을 두드리고 왼쪽 손바닥은 리궁 지역을 두드리면서 통기시킨다.

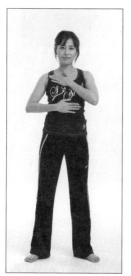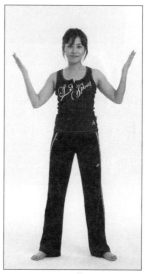

〈손궁 뚫어주기〉

【의념과 파동】 록목성 구역으로 살랑살랑 부는 봄바람을 의미한다. 산 위에서 부는 바람을 상상하고 파동을 연결시킨다. 바람의 강도는 늦은 봄의 바람으로 약간 따뜻한 바람이 좋다.

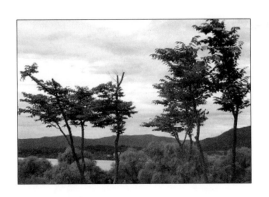

【음악】 바람 관련 음악을 선택한다.

【효과】 각종 호흡기질환, 기관지천식, 오십견, 중풍, 결핵, 폐암 등 폐 관련 질환이 치료된다. 또한 막힌 일들이 잘 풀린다.

리궁(태양) : 심장구역

【장기】 이곳은 심장과 폐장이 있는 구역이다. 심장은 혈액을 주관하며 전신에 혈액을 공급해주는 펌프역할을 한다. 장부의 임금역할을 한다. 현대인들은 삶의 경쟁으로 이곳이 대부분 막혀 있다. 특히 화, 스트레스와 밀접한 관계가 있는 구역이다. 또한 이곳에는 자연치유력에 핵심이 되는 NK세포를 훈련시키는 면역사령부 흉선이 위치한 곳이다. 스트레스를 받으면 흉선이 위축되어 암 등에 쉽게 걸리게 되는 것이다. 자연치유를 생각하는 난치성 환자들은 우선

심리적인 평화를 가져오고 이곳부터 두드려주는 것이 중요하다.

【핵심 경혈 및 주치】

• **전중** : 좌우 유두의 중앙에 위치한 혈로 심장을 진단할 수 있는 혈이다. 이곳이 막혀 있다면 심장질환을 의심해야 한다. 또한 중단전으로 기를 주관한다. 각종 화병, 스트레스 질환을 치료한다.

• **자궁** : 전중 위에 있는 혈로 가슴의 맺힌 기운을 풀고 기의 운행을 다스려 기침과 천식을 그치게 하는 효과가 있다.

• **선기** : 천돌 아래 흉곽에 위치하며 흉선의 내분비선이 위치한 곳이다. 가슴에 맺힌 기운을 풀어주고 폐기를 잘 통하게 하고 면역능력을 증강시킨다.

【통기하는 방법】 양발을 어깨넓이 정도 벌리고 양손으로 태양의 기를 가슴으로 끌어들여 이곳의 막혔던 임맥을 뚫어준다. 양손을 크게 벌려 태양의 기를 끌어들이는 동작을 하며 가슴에 닿을 때는 중앙으로 흐르는 임맥을 열어주는 동작으로 타통시킨다. 심장질환이나 심리적인 스트레스가 있는 분들은 이곳에 닿기만 해도 통증이 온다. 꾸준히 계속하면 통증이 없어진다.

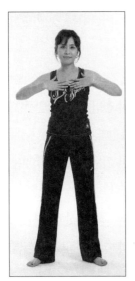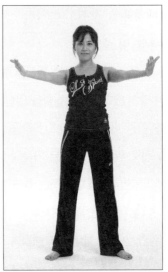

〈리궁 뚫어주기〉

【의념과 파동】 자화성으로 뜨거운 열기로 가득 찬 불꽃을 가진 태양의 성질을 가지고 있다. 심장은 우주의 태양과 연결되어 있다. 남쪽 하늘 아래 이글거리는 태양을 상상하면서 파동을 연결시킨다.

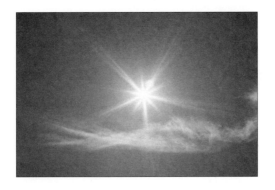

【음악】 태양을 상징하는 음악을 선택한다.

【효과】 심장기능을 강화시켜 혈액순환을 촉진시키고 폐장, 간장, 위장, 비장 등 오장육부 기능을 증진시켜준다. 또한 각종 화병, 심장질환, 미워하는 감정 등을 일소하여 너그럽고 여유 있는 마음으로 변모하는 데 중요한 역할을 하게 된다. 흉선을 자극하여 기능이 되살아남으로써 면역능력을 극대화시켜 자연치유력을 강화시켜준다.

곤궁(땅) : 좌측 폐 구역

【장기】 좌폐가 위치한 곳이다. 폐는 인체에서 기를 주관한다. 기와 혈은 음양관계를 이룬다. 음식으로 인해 혈은 많아졌으나 상대적으로 기가 부족하여 음양 부조화로 질병에 걸리게 되는 것이다. 곤궁을 잘 청소하고 깨끗이 한다면 기의 흐름을 좋게 할 수 있고 기혈의 균형을 유지시킬 수가 있다.

【핵심 경혈 및 주치】 견정, 중부, 은문 등 손궁과 동일하다.

【통기하는 방법】 왼쪽 발을 앞으로 앞굽이 자세를 취하고 반동을 이용해서 오른쪽 손바닥으로 곤 구역을 부드럽게 두드리고 왼쪽 손바닥으로 건궁을 다소 약하게 두드린다. 곤궁과 건궁은 음양관계로 천지가 통하게 된다. 이곳은 땅의 구역으로 어머니에 해당되는 구역이다. 어머니가 자식을 사랑하는 마음으로 두드리듯이 속

삭이듯 두드리는 것이 중요하다.

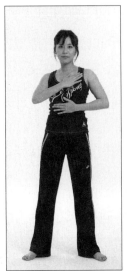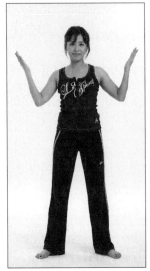

〈곤궁 뚫어주기〉

【의념과 파동】 흑토성 구역으로 낮은 대지를 말하며 전원주택에 모여 옹기옹기 사는 평화로운 흙, 친근감 있고 정이 가는 흙, 내가 정착해서 살고 싶은 그런 흙을 말한다. 이곳은 땅과 파동이 연결된 지역이다. 땅의 기는 어머니에게 함축되어 있다. 광활한 대지 위에 어머니의 젊었을 때의 모습과 사랑을 상상하면서 파동을 연결시킨다.

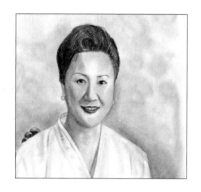

【음악】 어머니 관련 음악을 선정한다.

【효과】 폐장과 심장기능이 개선되고 미워하는 감정이 사라지게 됨으로써 호르몬 분비가 왕성해진다. 또한 땅의 기운과 연결됨으로써 자연과 하나가 되는 사랑의 신비함을 체험하게 된다. 항상 감사하는 마음으로 변모되어 마음을 치료하는 데도 도움이 된다. 각종 호흡기질환 및 기관지천식, 폐암, 심장발작, 비장과 위장의 기능이 정상화되고 돌연사 등이 예방된다.

태궁(연못) : 비장·위장구역

【장기】 해부학적으로 비장, 위장, 대장, 신장이 위치한 곳이다. 위장은 음식물을 소화시키는 기능으로 근심과 걱정에 매우 민감한 장기이다. 대부분의 현대인들은 과식으로 인해 위하수 증상을 가

지고 있다. 또한 위암도 증가 추세에 있다.

비장은 혈을 통괄하며 적혈구를 저장한다. 또한 항체의 생산, 임파구의 생산, 골수 내에서 혈구의 성숙을 억제하는 등 면역과 자연치유에 중요한 역할을 한다.

【핵심 경혈 및 주치】대횡, 대맥, 장문, 일월, 기문 등 태궁과 동일하다.

【통기하는 방법】왼발을 앞으로 앞굽이 자세를 취한 후 반동을 이용해서 왼손은 주먹을 쥐고 태궁을 진동시킨다. 이와 동시에 오른손은 간궁을 손바닥으로 타통시킨다. 태궁은 가을을 의미하며 수렴하는 작용이 있다. 따라서 주먹을 쥐어야 한다.

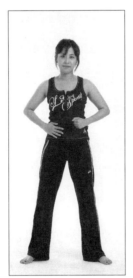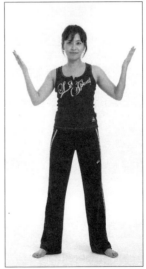

〈태궁 뚫어주기〉

【의념과 파동】 이곳은 은하수의 별들과 아름다운 연못과 호수와 에너지가 연결되어 있다. 가을 하늘의 맑은 은하수 별들을 상상하면서 파동을 연결시킨다.

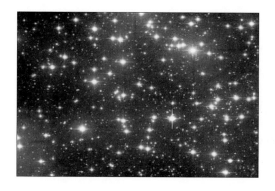

【음악】 별 관련 음악을 선정한다.

【효과】 비장, 위장기능이 좋아지고 소화기능이 개선될 뿐만 아니라 위하수가 해소된다. 또한 비장기능이 되살아남으로써 면역력을 극대화시키고 자연치유력이 획기적으로 증대되는 효과를 가져온다. 이밖에 신장과 췌장기능이 좋아지고 옆구리 살이 빠진다.

건궁(하늘) : S결장구역

【장기】 대장의 S결장, 난소 등이 위치한 곳이다. 이곳은 대장의 찌꺼기가 마지막 정체하는 곳이다. 이곳이 정체되면 변비 등 각종 대장질환이 발생할 수가 있다. 변비는 복부에 독소를 남기게 됨으로써 다른 장기까지 영향을 미치게 된다. 건강하려면 우선 이곳을 잘 풀어 변비부터 해결해야 한다. 또한 이곳이 막힐 경우 여성들의 불임이 발생할 우려가 있다. 대부분의 불임여성들은 생리 등의 노폐물로 난소관이 막혀 있는 경우가 많다.

이곳을 충분히 풀어준다면 쉽게 불임을 해결할 수 있을 것이다.

【핵심 경혈 및 주치】 기충, 자궁 등 간궁과 동일하다.

【통기하는 방법】 왼발을 앞굽이 자세를 취하면서 왼손바닥 노궁으로 통기시키고 오른손은 곤 지역을 동시에 통기시킨다. 왼손으로 건궁을 강하게 자극 주고 오른손바닥은 보조적으로 어머니궁인 곤궁을 타통시킨다.

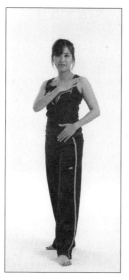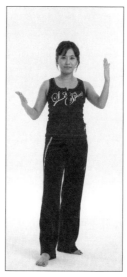

〈건궁 뚫어주기〉

【의념과 파동】 백금성 구역으로 높고 푸른 하늘을 상징한다. 이
구역은 하늘과 파동이 연결된 곳이다. 하늘의 에너지가 응집된 것
은 아버지의 파장이다. 젊었을 때 아버지의 모습을 그리면서 통기
시켜준다.

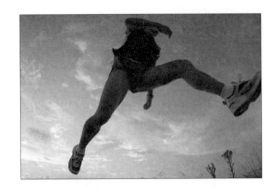

【음악】아버지 관련 음악을 선정한다.

【효과】S결장이 뚫림으로써 변비기능이 개선되고 오장육부의 독소가 배출됨으로써 복부 비만 등에도 매우 효과적이다. 또한 여성들의 난소관이 뚫림으로써 불임장애 등을 해소시킬 수가 있다. 하체 비만, 하체 부종 등이 해소되고 잃었던 자신감을 해소할 수 있다.

감궁(물) : 방광·자궁·전립선 구역

【장기】방광, 자궁, 전립선, 난소 등 배설 및 생식기 관련 장기가 있는 곳이다. 또한 하단전이 위치한 곳으로 정을 생성시키는 중요한 구역이다. 감궁은 현대인들에게 매우 정체가 심한 궁이다. 대부분 운동부족으로 야기된다. 여성들은 난소암, 방광암, 자궁암 등이 끊임없이 발생하고 있으며, 남성들에게는 전립선암, 발기불능 등

이 자주 발생한다.

【핵심 경혈 및 주치】

- **중극** : 배꼽과 치골 결합의 5등분에서 배꼽으로부터 4등분 지점에 위치한 혈이다. 이곳은 간, 비장, 신장 경락이 만나는 곳으로 매우 중요한 혈이다. 냉증, 좌골신경통, 생리, 요통 등에 효과가 있다.

- **관원** : 배꼽에서 치골과 5등분 한 후 3등분 지점에 위치해 있다. 원기를 주관하는 곳으로 수련계에서는 단전호흡의 중심이자 하단전이라고 불리는 혈이다. 이곳을 집중하여 정을 축기시키며 기와 정신력의 원동력이 되는 곳이다.

- **수도** : 배꼽 아래 6cm 지점에서 좌우로 4cm 지점으로 인체의 수분대사를 주관하는 혈이다. 신장, 방광 기능상 장애를 해소한다.

- **기해** : 배꼽과 치골의 직선상 10등분 했을 때 3등분 지점에 위치한 혈로 기의 바다를 이루는 곳이다. 복통, 월경통, 원기부족, 기력상실, 냉증에 효과가 있다.

【통기하는 방법】 양 발을 어깨넓이 만큼 벌리고 양 주먹을 쥐고 서혜부부터 이동하면서 아랫배를 강하게 진동한다. 이때 호흡을 들이마신 상태에서 두드린다.

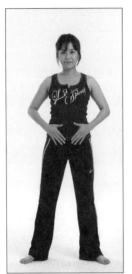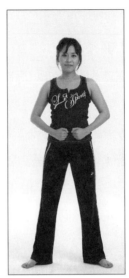

〈감궁 뚫어주기〉

【의념과 파동】 9궁으로는 백수성이라고 하며 순수한 물, 실개천을 따라 흐르는 평화로운 물을 뜻한다. 인체에 쌓였던 독소가 이곳을 통해 밖으로 나가 물의 흐름처럼 대자연으로 흘러나가는 곳이다. 출렁이는 바다를 상상하면서 물과 파동을 연결한다.

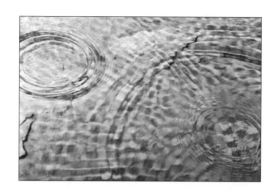

【음악】 물 관련 음악을 선정한다.

【효과】 신장기능, 방광기능, 전립선, 난소 등의 각 질병이 좋아지고 하단전에 축기가 됨으로써 정력적이고 장수 및 회춘에 도움이 된다. 특히 남성들에게 있어서 정력 강화와 조루 등 성기능장애가 획기적으로 해소될 뿐만 아니라 정력적인 삶을 살아가는 데 도움이 된다. 여성들에게는 요실금, 난소 및 자궁암 등을 예방할 수 있다. 이곳의 하단전을 강하게 두드리면 자연적으로 힘이 용솟음치며 하단전에 축기하는 효과를 가져오게 된다. 이곳을 많이 두드리면 두드릴수록 정이 넘쳐나게 될 것이다.

| 하단전과 수면과의 관계 |

하단전을 두드려 원기가 충족되었는지를 감정하려면 원기가 100% 되면 아랫배에 주머니가 생기게 되고 원기가 200~300% 되면 단전 부위가 조금 단단하며 비지 주머니 같은 것이 손에 잡힌다. 이때 수면시간은 5시간이면 족하다. 원기가 500% 되면 아랫배가 불룩 튀어나오며 단전 부위가 더욱 단단해진다. 이때 수면은 3시간이면 족하다.

원기가 1000% 되면 단전 부위가 돌덩어리 같이 단단해지며 1시간만 수면하여도 만족한다. 이때의 신진대사는 평상시의 10배 정도 빨라진다.

중궁 : 소장·췌장·신장구역

【장기】췌장, 위장, 간장, 신장, 소장 등 중초의 장기가 집결된 장소로 각 장기가 중첩되므로 정체가 자주 발생하는 곳이다.

【핵심 경혈 및 주치】

• 신궐 : 배꼽으로 오장육부의 독소가 나가는 혈이며 신경쇠약증을 치료한다.

• 천추 : 배꼽 좌우 4cm에 위치한 혈로 소화장애, 설사, 변비, 비뇨생식기, 요통에 탁월한 효과가 있다.

• 활육문 : 비위를 다스리는 혈이다. 정신안정, 구토 등을 치료한다.

• 하완, 중완, 상완 : 중완은 검상돌기와 배꼽 사이의 중앙에 위치하며 위

장을 뜻하는 의미이다. 상완은 중완 위에 위치하고 위장의 위쪽 분문부를 뜻한다. 하완은 중완의 아래쪽으로 유문부를 뜻한다. 이곳은 모두 위 관련 질환을 치료하며 췌장, 간장, 비장, 신장 등 중초에 있는 장기와 밀접한 관련이 있는 혈이다.

- **태을** : 하완 좌우 4cm에 위치하며 췌장을 진단하는 혈로 위장, 명치 통증에 유효하다. 태을은 북극성을 가리키는 데 비위를 비유하여 명명한 것이다.
- **거궐** : 검상돌기 4cm 밑에 있으며 심장, 췌장, 복부의 태양신경총 질환을 치료한다.

【통기하는 방법】 양쪽 손바닥과 주먹을 반복하여 교대로 신나고 경쾌하게 두드리면서 타통시킨다. 배꼽을 통해서는 오장육부의 독소를 빼주는 동작으로 통기한다. 또한 각 장기를 생각하면서 남아 있는 모든 독소가 배꼽을 통해 빠져나가는 동작을 취한다.

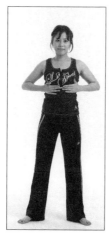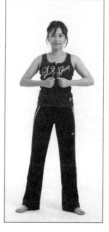

〈중궁 뚫어주기〉

【의념과 파동】 중앙의 토로 노란색 에너지와 파동을 연결시킨다.
태양과 달을 동시에 생각하면서 타통하면 보다 효과적이다.

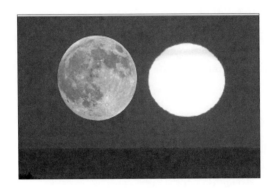

【음악】 마이웨이 등 경쾌한 음악을 선정한다.

【효과】 거궐이 위치한 구역은 심장의 반사구로 심장이 좋아진다.
또한 위장과 췌장기능이 좋아질 뿐만 아니라 간, 담, 비장, 대장의 기
능도 좋아진다. 또한 오장육부의 굴뚝인 신궐이 타통됨으로써 오장
육부의 독소가 없어지고 복부비만에 효과적이다. 당뇨병이 있는 사
람들은 이곳을 잘 두드려주면 특별한 효과가 있다.

제 6 장

9궁 통기법의
명상 수련법

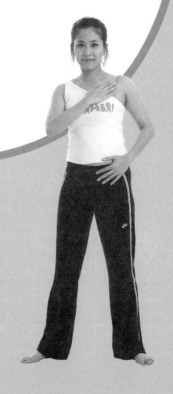

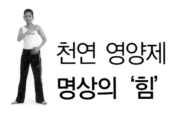

천연 영양제
명상의 '힘'

　　동이 극에 달하면 정이 되고 정이 극에 달하면 동이 되듯이 음양은 끊임없이 반복하면서 기를 생산하고 만물을 변화시킨다.

　　따라서 수련은 반드시 동공 수련을 한 후에 정공수련을 통해 음양의 조화를 이루도록 해야 한다.

　　9궁 팔괘를 이용한 통기법은 동공수련에 속하고 지금부터는 정공수련에 해당된다. 정공수련은 일반적으로 명상(meditation)과 동일하다. 요가, 국선도, 단학, 각종 기공 등 명상법은 이름만 다를 뿐 대부분 원리나 수련 방법은 비슷하고 효과도 역시 비슷하다.

　　지금도 지구상에는 수많은 사람들이 명상을 통해 각종 난치병을 치료하고 있을 뿐만 아니라 깨달음의 도구로 사용되고 있다. 명상을 이해하지 못하는 사람들은 명상을 시간낭비나 미신적으로 치부하는 경우도 있다. 명상이 어떤 원리에 의해 질병 치료가 되고 심신의 평화를 가져오며 잠재능력을 개발하고 심지어 깨달음에 이르는지를 잘 몰랐던 탓이다.

하지만 현대과학기술과 뇌과학 기술은 명상이 우리 신체에 미치는 영향을 과학적이고 체계적으로 밝혀주었다. 그럼에도 불구하고 아직까지도 명상의 뛰어난 효과를 인식하지 못하고 살아가는 사람들이 대부분이다. 왜냐하면 명상에 접근하기가 매우 어렵기 때문이다. 또한 각 수련 단체별로 무슨 비법이라고 하여 체계적인 명상법을 세상에 내놓지 않고 있다. 따라서 소수인만이 명상의 혜택을 누리며 살아가고 있는 것이다. 명상법을 숙달하고 효능을 조금이라도 이해하게 되면 앞으로의 건강은 걱정 안 해도 된다. 명상이 건강을 치료하고 지켜줄 것이기 때문이다.

9궁 통기법 수련을 하는 분들은 누구나 명상의 전문가가 될 수가 있다. 쉽게 접근하고 쉽게 효능을 느낄 수 있기 때문이다. 아무리 좋은 수련법이나 건강법이라고 하더라도 쉽게 이해하고 효능을 바로 느껴야 된다.

명상수련법은 너무나 간단하여 접근하지 못하는 경우도 있다. 명상의 원리를 이해하면 시간과 장소를 구애받지 않을 뿐 아니라 일을 하면서도 명상을 할 수가 있다.

대부분 세상에 이름을 남길 정도의 우수한 작품들은 명상의 원리를 알고 있는 분들에 의해 창조되었음을 인식해야 한다. 명상은 자기의 생각이 아니라 우주의 생각이기 때문이다. 지금부터 명상에 대해 간단히 이해를 돕도록 설명하고 구체적인 수련법에 들어가도록 하자.

명상이란 눈을 감고 멍하니 있는 상태를 말한다. 우리가 명상을 잘 모른다고 하더라도 무엇인가에 집중할 때 멍하니 있는 경우가 많다. 자기가 좋아하는 연속극이나 음악을 들을 때, 혹은 영화를 볼 때, 좋아하는 일을 할 때 이런 경우가 가끔 발생한다. 또한 교회나 불당 등 종교의식에 참여할 때도 이런 현상이 발생한다.

이런 경우는 무의식 명상이라고 한다. 무의식 명상은 강한 긴장이나 긴장이 이완되었을 때 혹은 무엇인가에 집중할 때 발생하게 된다. 무엇인가 연구에 몰두할 때 시간 가는 줄 모르고 밤을 새우는 경우도 있다. 하지만 시간 가는 줄 모르고 집중한 경우는 무의식 명상이 되므로 신기하게도 피곤한 줄 모른다.

하지만 자기가 좋아하지 않는 일이나 마음이 편하지 않아 심신이 피로할 때는 일일여삼추처럼 좀처럼 시간이 잘 가지 않고 몸은 더 피곤해지는 경우가 있다. 일의 능률은 오르지 않고 스트레스만 가중되는 것이다.

이런 원리를 이용한 것이 명상수련법이다. 명상의 근본원리는 이완과 집중이라는 것을 알 수가 있다. 아무리 어려운 일을 하더라도 즐거운 마음을 가지고 이완과 집중을 할 수 있다면 무의식 명상을 즐기는 것과 다름없다.

따라서 잠재능력을 최대한 이용할 수 있고 반드시 목적을 달성할 수가 있는 것이다. 이완과 집중이 되면 자신의 표층의식을 누르고 심층의식 속으로 들어가기 때문이다.

심층의식은 심리학자들에 의해 개인 무의식, 집단 무의식이라는 명칭이 붙게 되었다. 왜 심층의식에 들어가면 피곤하지 않고 잠재능력을 최대한 발휘할 수 있는가 하는 것은 많은 심리학자나 뇌과학 연구자들에 의해 효능과 효과가 이미 검증되었다.

심층의식은 인간의 뇌중 뇌의 가장 깊숙한 곳에 있는 뇌간이라는 곳에서 주관한다. 이곳에 호르몬을 총 지휘하는 총사령부격인 시상하부와 뇌하수체가 위치해 있다. 또한 생체기능을 조절하고 뇌에 고급 영양물질을 공급하며 수면을 촉진시키고 면역력을 증진시키는 중추인 송과체가 위치한다.

무의식이 되면 뇌하수체와 송과체가 자극을 받아 호르몬 분비가 촉진될 뿐만 아니라 부교감신경을 자극하여 심신을 이완시키고 멜라토닌 호르몬이 촉진됨으로써 면역력이 극대화된다.

이와 같은 이론은 현대의학이 밝혀낸 명상의 효능이다. 뇌의 핵심인 뇌하수체와 송과체가 활성화되면 인간은 질병뿐만 아니라 자신의 잠재능력이 극도로 발휘되어 초능력적인 능력이 발휘될 수도 있다.

이와 같은 사례는 수없이 많다. 자신의 아들이 차바퀴에 깔리자 어머니가 차를 번쩍 들어 올렸다는 믿기지 않는 일화가 있다. 이 원리도 명상의 원리다. 이 경우는 극도로 긴장된 상태에서 오직 자식을 살려야겠다는 신념에 집중함으로써 초능력이 발휘될 수 있었던 것이다.

호르몬의 작용 외에도 현대의학이 밝혀낸 뇌의 신비는 뇌파이론이다. 평상시 우리 뇌파는 스트레스파로 20-30Hz 정도라고 한다. 하지만 명상 시에는 7-8Hz로 뇌파가 떨어진다고 한다. 명상 시 나오는 파동은 우주에너지 파동과 일치한다. 우주에너지와 공명이 되는 것이다. 자신을 무한한 에너지 보고인 우주에 코드를 연결한 것과 마찬가지다.

무한한 우주 에너지가 몸속에 들어오면 병기나 탁기 등 불필요한 기는 인체에 남아있을 수 없다. 대부분 강한 에너지에 밀려 밖으로 사라질 것이다. 또한 막힌 경락은 강한 에너지에 의해 저절로 열릴 것이다.

명상이라는 말을 한 마디로 정의를 하자면 우주와 일체가 되는 수련법이라고 할 수가 있다. 자신이 우주와 자연의 일부가 되어 대우주와 교감하는 방법인 것이다. 수련에서 '우아일체'라는 말이 있는데 명상을 통해서만 가능하다.

명상은 초인적인 능력을 발휘할 수 있도록 해주고 잠재능력 개발, 극도의 건강한 체력과 정신력, 각종 난치병 예방 및 치료 등에 효과가 있으나 일반인들이 접근하기는 매우 어렵다.

단지 국선도나 요가, 기공을 하였다고 명상을 한다고는 말할 수 없다. 명상을 하려면 정기신의 원리와 명상의 핵심요소를 이해할 때 가능한 것이다. 명상의 정기신 원리는 인체의 3가지 보물을 단련시키는 것을 말한다.

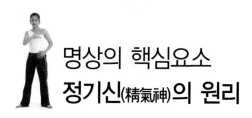

명상의 핵심요소
정기신(精氣神)의 원리

정기신의 원리는 건강과 명상에서 가장 중요한 원리 중의 하나다. 따라서 옛날부터 선조들은 정기신 수련을 게을리 하지 않았다. 정기신 원리를 이해하지 못하면 명상에 실패하거나 부작용으로 인해 오히려 몸이 망가지는 경우가 있다. 수련단계에서 정(精)을 단련하여 기(氣)를 만들고 기를 연마하여 신(神)을 연마한다는 말이 있다. 신을 연마하면 무(無)의 상태로 들어간다는 말이 있다.

이와 같은 말을 한자 문구로 표현하면 연정화기(練精化氣), 연기화신(練氣化神), 연신환허(練神還虛)라고 표현한다. 이러한 원리를 도가의 경서에는 다음과 같이 설명하고 있다.

"여자의 자궁에 해당하는 아랫배 깊숙한 곳(단전 : 빨간 씨앗을 심어 키우는 밭)에 의식을 집중하면 인체의 모든 요소를 함축하고 있는 정이 만들어지고 그것을 잘 키우면 기를 거쳐 신이 되어 몸 밖으로 나간다. 그 신은 나의 의식을 가지고 있으나 내 몸 밖으로 나가면 자유로워서 시간과 공간을 초월한다. 시공을 초월했기 때문에 원하는 곳이 있으면 생각과 동시에 갈 수 있으며, 원하면 우주의 어느 구석에 있는 것도 생각과 동시에 볼 수도 있고 들을 수 있다."

위의 문구는 정기신의 원리를 함축적으로 설명하고 있다.

정기신의 원리 ①
연정화기

이 수련의 문구 속에 수련 과정의 원리가 모두 들어 있다. 연정화기란 신체를 단련하여 하단전에 단을 만들어야 기가 충만된다는 의미이다. 정이란 인체의 기본이 되는 정미의 물질이다. 정액, 혈액, 진액 등을 모두 포함하는 개념이다. 또한 정 중에서 가장 중요한 물질은 정액이다. 장수하려면 정액관리를 잘해야 한다. 예로부터 역대의 임금들은 많은 궁녀를 거느려 정액관리를 잘못하여 대부분 40대에 요절했다.

정액 생산은 선천지기가 들어 있는 신장과 밀접한 관련이 있다. 부모로부터 받은 에너지를 선천지기라고 한다. 곡식이나 음식을 통한 기는 후천지기로 얼마든지 보충할 수가 있으나 선천지기는 한 번 고갈되면 일반적인 약품으로는 다시 채우기가 어렵다.

따라서 정을 단련시키려면 우선 정의 관리를 잘해야 한다. 가지고 있는 정을 보존하는 것이 중요하다. 정을 잘 보존하기만 하면 일상생활에 지장이 없을 정도의 건강은 지킬 수가 있다. 수련하지 않는 일반인들이 정을 보존하여 장수하는 사례는 많이 있다. 하지만 수련도 하지 않는 일반인들이 여성이나 남성을 너무 좋아한 나머지 부모로부터 물려받은 선천지기를 고갈시켜 버린다면 장수는커녕 젊은 나이에 각종 난치성 질병에 걸리거나 요절하기 마련이다.

정의 보존은 면역력에 있어서 가장 기초적인 물질이다. 정이 고갈되면 정으로부터 생산된 기가 약해져서 인체의 에너지장이 약화되어 외부의 병원균에 저항할 수 있는 능력이 상실되어 각종 질병에 걸리는 것이다. 일반인들보다 에너지 소모가 많고 천수보다 건강하고 오래 살려면 선천의 기를 만드는 방법을 알아야 한다. 선천의 기를 만드는 방법을 수련용어로 첨유접명(添由接命)이라고 한다. 정에너지를 초롱불의 기름에 비유하여 나이가 들면 초롱불의 기름처럼 고갈되므로 다시 기름을 부어 초롱불을 계속 밝혀야 하듯이 사람의 수명도 정기가 고갈되면 생명이 고갈되므로 하단전에 축기를 시켜 첨유접명해야 된다는 것이다.

첨유접명은 이와 같은 원리를 이해한 신선 등 소수를 통해서만 비밀처럼 전해져 내려왔다. 현대에는 국선도 등 단전호흡 수련단체에 의해 축기법으로 발전되어 수련에서 가장 기초적이고 중요한 과정으로 되어 있다.

연정화기라는 의미는 하단전에 축기를 통해 정을 강화하면 인체에 필요한 기가 저절로 충만되어 막힌 경락을 뚫어주고 세포 등에 필요한 에너지를 공급하여 에너지장이 강화된다는 뜻이다.

하지만 일반 수련과정에서 시행하는 축기법은 시간이 오래 걸리고 효과도 일부에게만 나오는 것으로 알려져 있다. 따라서 축기를 하고자 많은 사람들이 노력하고 있으나 진정한 축기를 이루는 사람들은 매우 드물다. 따라서 일반인들에게 보급이 어려운 것이다.

이러한 점을 고려하여 9궁 통기법 수련에서는 누구나 쉽게 따라하면 저절로 축기되어 하단전에 단이 형성되어 무병장수할 수 있는 공법을 세상에 내놓게 되었다. 하단전에 축기가 되지 않는 명상은 매우 위험하고 실질적인 효과가 떨어진다.

정기신의 원리 ②
연기화신

연기화신이란 하단전에 단이 생겨 정 에너지가 강화되면 인체의 기가 충만되고, 충만된 기는 전신 12경락과 기경팔맥을 뚫어주고 인체의 7차크라와 전신 365개의 경혈이 열리게 되며 인체의 에너지장이 활성화되는 것을 말한다.

일반적으로 하단전에 축기하여 정 에너지를 강화하면 경락을 따라 저절로 에너지가 흐르게 된다. 그러나 보다 효과적으로 경락을 뚫어주기 위해 소주천과 대주천 수련을 통해 단계별로 전신경락을 뚫어주는 과정이 있다. 소주천 수련이란 하단전의 축기된 기 뭉치를 등 뒤의 독맥과 몸 안의 중앙에 흐르는 임맥을 인위적으로 돌려서 뚫어주는 과정이다. 임맥과 독맥은 기경팔맥으로 전신 경락과 연결되어 있어 기를 단련시키는 수련법으로 각 기공 수련법에서 핵심적인 수련 코스다. 소주천이 지나가는 경혈은 독맥의 회음혈부터 미려혈, 명문혈, 대추혈, 옥침혈, 인당혈, 전중혈, 하단전, 회음순으로 이어진 경락이다.

하단전에 축기와 의념이 부족하면 소주천 수련에 다소 시간이 걸리게 된다. 이런 경우에 공능이 높은 스승에 의해 인위적으로 소주천혈을 뚫어주는 방법이 있다. 일반적으로 소주천 수련은 자신의 축기된 에너지로만 뚫으려고 하였기 때문에 수년 간 걸려도 타통되지 않는 경우가 많았다. 그러나 우주의 에너지를 결합하고 스승의 공능을 결합하면 몇 시간 수련해도 소주천이 열리게 된다. 소주천 수련 시 머리의 옥침, 백회, 인당 등의 혈자리가 자극됨으로써 막혔던 뇌경락이 뚫어지는 효과가 있다. 따라서 일부는 소주천 수련과정에 뇌가 활성화되어 초능력이 나오는 경우도 있다.

각종 생활습관병 등은 소주천 수련만 완성해도 거의 완치가 된다. 그러나 암, 에이즈 등 불치병을 치료하고자 하면 대주천이 열려야 한다.

대주천이란 전신경락을 말한다. 12정경, 기경팔맥, 중맥 등 전신 경락이 거침없이 통해야 진정한 건강을 회복할 수가 있다. 일반적인 수련법으로 전신 경락을 뚫으려면 수십 년 걸려도 힘들다.

따라서 각 수련단체에서 1급 비밀로 여기고 있으며 공개된 수련법으로 일반인들이 접근하기 어렵게 되어 있다. 필자는 오랜 기공수련을 연구하는 과정 중에 대주천을 단시일 내에 뚫어주는 원리를 개발하였다. 이러한 원리와 비법이 9궁 통기법 속에 들어 있다. 많은 사람들이 수십 년 간 각고의 노력으로 이루려고 했던 대주천 수련법의 원리를 단 몇 시간에 여러분들은 자기 것으로 만들 수 있으며, 대주천을 통해 암 등 불치병으로부터 진정 자유로울 수 있는 기회를 갖게 된 것이다.

대주천이 열리면 인체의 삼보 중 가장 중요한 신(정신)이 개발된다. 정신은 정 에너지 외에 기 에너지가 부족하면 정신에너지가 미약하다. 대부분의 사람들은 정신력을 강화하는 것은 마음먹기에 달려 있다고 생각한다. 또한 정신력이 미약한 학생이나 자식을 지도할 때 정신교육만 잘 시키면 정신력이 강화되고 행동이 수정되는 것으로 알고 있다. 또한 국내에까지 번역되었던 책자 '시크릿' 이라는 책자는 대부분 마음 에너지에 관련된 내용이었는데 무엇이든지 "마음 먹은 대로 된다."라고 되어 있다. 지구상의 수많은 사람들은 오늘도 자신이 잘 되어달라고 강한 신념을 가지고 있으며, 각 종교단체에서도 자신이나 자기 가족이 잘 되어달라고 새벽부터 일어나 기도를 하거나 염원을 한다.

자기 생각대로 무엇이든지 이룰 수 있다면 이 세상에 가난한 사람은 있을 수가 없을 것이다. 이 책자의 내용은 훌륭하고 감동받을 만하다. 그러나 핵심적인 원리와 이론이 결여되어 있다. 정과 기 에너지가 약하면 아무리 좋은 생각이나 훌륭한 생각을 한다고 하더라도 절대로 이룰 수가 없다. 세상에 건강하지 않는 사람이 큰 뜻을 이루는 것은 거의 없다. 세상을 힘들게 살아가는 사람들은 생각이 잘못되어서가 아니라 정과 기 에너지가 부족하기 때문이다. 우주자연은 에너지법칙에 의해 존재한다. 에너지법칙이란 강자는 약자를 극할 수 있고 지배할 수 있는 일반적인 원칙이다. 자연의 영속성을 위해 반드시 강자가 약자를 지배해야 균형과 조화를 이룰 수가 있기 때문이다.

이와 같은 현상은 밀림에서 흔히 볼 수가 있다. 호랑이나 사자 등 맹수에 의해 대부분의 동물들은 지배를 당하고 있다. 같은 호랑이나 사자들도 자신의 영역이 있으며, 힘이 강한 자가 지배를 한다. 자연은 냉엄하다. 각 국가 간에도 힘의 원리는 작용한다.

이와 같은 원리는 인간들 사이에도 마찬가지다. 에너지가 강하면 성공할 수 있고 에너지가 약하면 실패하고 힘들게 살아갈 수밖에 없다. 성공하여 인생을 행복하게 살아가려면 우선 정과 기 에너지를 강화시켜 자신의 마음의 에너지를 강화시켜야 한다. 마음의 에너지는 일종의 염력이다. 염력이 강한 사람은 파장이 크기 때문에 다른 사람들에게 영향력을 발휘하게 된다. 예로부터 큰 스님이나 깨달은 사람은 염력이 강하기 때문에 수많은 사람들에게 감화를 주고 리더역할을 하여 왔던 것이다. 정과 기를 강화시켜 생각하는 힘이 강하게 될 때 비로

소 생각하는 대로 뜻을 이룰 수가 있는 것이다. 성공적인 삶을 살기를 원하는 사람들은 9궁 통기법으로 정과 기를 길러 염력의 파장을 크게 해야 한다.

정기신의 원리 ③
연신환허

연신환허란 명상과 기공수련의 완성단계다. 마음에너지를 단련하고 수련하면 허의 상태로 돌아간다는 말이다. 허의 상태란 무의 상태다. 무의 상태라는 것은 공백상태로 무극의 에너지장 속으로 들어가는 것을 말한다. 의식은 트랜스상태로 초의식 상태, 무의식상태로 들어가는 것을 말한다. 초의식 상태에 들어가면 누구든지 원하는 것을 얻을 수 있다. 우주의식과 에너지 파동이 공명됨으로써 자연에너지를 자유자재로 활용할 수가 있다. 이 경지에 이르는 사람을 깨달은 사람, 성인이라고 부른다.

환허의 단계에 이르면 자신이 곧 우주요, 우주가 곧 자신이 된다. 우주 일체가 되며, 생과 사를 초월할 수 있는 단계가 된다. 모든 것을 마음 먹은 대로 이룰 수 있다. 일체유심조라는 말은 연신환허의 단계에 이른 경우에 적용될 수가 있다. 이 단계는 소위 천안통, 천이통, 혜안통 등 각종 지혜와 능력 등 공능이 발생하는 단계로 수련의 마지막 단계다.

연신환허의 수련은 기공계에서는 입정수련이라고 한다. 입정수련이란 고요한 상태에 들어가는 것이 아니라 정지의 무의 상태에 들어가는 수련이다. 오물이 가득한 물이 소용돌이 치고 있으면 밑을 볼 수가 없으나 소용돌이가 정지되면 오물물의 밑을 훤히 볼 수 있는 이치와 같다.

입정수련 과정에서 일부는 수련이 잘못되어 주화입마 등 기공병, 명상병에 걸리게 된다. 일부는 세뇌되어 남의 노예로 살아가거나 인간의 존엄과 가치를 모르고 살아가게 된다. 일부 종교단체나 사이비 종교단체, 일부 국가에서는 인간을 세뇌시킬 때 입정수련의 원리를 이용한다. 입정수련 단계에서 인간의 의식은 작용되지 않고 심층의 식만 작용한다.

따라서 비판능력이 상실된 상태다. 비판능력이 상실된 상태에서 지도자가 자신의 의도와 신념을 주입시키면 그대로 무의식에 저장된다. 예를 들면 지도자가 "나는 곧 신이다."라고 말하면 의식에서 깨어났을 때 지도자를 신으로 착각하게 된다.

연신환허 수련단계는 매우 위험하고 일반인들은 도달하기 어려운 점이 있다. 하지만 올바른 방법으로 수련하고 지도를 받는다면 진정한 깨달음과 행복을 가져다줄 수 있는 천국이 그곳에 있다.

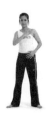

우주의 파동과 일체가 되게~
명상의 핵심 3요소

지금까지 개발되어 인류의 건강을 지키고 있는 수련법들인 기공, 명상, 최면, 국선도 단전호흡, 단학, 기도요법, NLP건강치료법, 힐링마사지 등은 공통적인 요소를 가지고 있다. 대부분 이론과 명칭은 다르지만 원리는 대동소이하기 때문이다.

원리의 첫 번째는 조신(調身), 조심(調心), 조식(調息)이다. 쉬운 말로 하면 편안한 자세, 편안한 마음, 편안한 호흡이라고 할 수가 있다. 위의 3요소는 반드시 입정상태의 무의식 속으로 들어가 우주의 파동과 일체가 되기 위해 필수적인 요소다.

편안한 자세, 편안한 마음, 편안한 호흡의 원리를 이용해 최면요법사들은 순식간에 최면을 유도할 수가 있으며, 종교인들은 신자들을 감동시키고 수련지도자들은 초월상태에 이르게 하는 것이다.

위의 3요소는 사람을 움직이게 하는 힘이고 근원에 도달할 수 있는 특급열차라고 할 수 있다. 세부적으로 원리를 살펴보면 다음과 같다.

편안한 자세(조신)

편안한 자세란 곧 기가 정체되지 않도록 하는 자세를 말하며 바른 자세를 말한다. 척추교정학인 카이로프랙틱과 신경과학 이론에 의하면 척추 측만이나 골반 비틀어짐은 척추신경을 압박할 뿐만 아니라 두개골까지 틀어지게 하여 각종 불치병, 난치병의 근원이 된다고 한다.

자세는 수련 시나 일상생활을 하는 중 바른 자세를 갖도록 하는 것이 중요하다. 바른 자세를 갖기 위해 의식적으로 노력은 하지만 인체 구조상 잘 되지 않는 경우가 있다. 태어나면서 경미한 두개골 손상을 입었다든지, 골반이나 척추가 측만되거나 틀어진 경우다. 또한 손상이 없다고 하더라도 근육과 인대의 힘이 부족한 경우다. 또한 칼슘 등 뼈에 필요한 미네랄이 부족하여 약골인 경우다. 이런 경우 바른 자세를 갖는 것은 매우 어렵다. 따라서 원인을 정확히 분석하여 문제점을 해결해 주어야 한다. 두개골 손상이나 골반이나 척추의 비틀어짐은 수기요법으로 얼마든지 교정이 가능하다.

바른 체형과 바른 자세는 건강을 위해 가장 기본적인 사항이다. 수련의 용어에 '형정기순'이라는 말이 있다. 자세가 바르면 기가 순통한다는 의미이다. 바른 자세는 몸에 익혀 조건화되어야 한다. 자세만 바르게 하여도 각종 질병은 저절로 치료가 될 수 있다. 각종 수련법에서는 자세를 기초적인 사항으로 여기고 바른 자세를 위한 각종 체형을 강조한다. 자세는 앉은 자세, 서는 자세, 눕는 자세, 걷는 자세 등으로 구분할 수가 있다.

:: 앉은 자세

일반적으로 앉아서는 결가부좌, 반가부좌, 평좌 등으로 구분한다. 결가부좌를 연꽃모양처럼 생겼다고 하여 연꽃좌라고도 하며 금강좌라고 부르기도 한다. 위의 세 가지 중 수련자에 따라 평좌, 반가부좌, 결가부좌 순으로 수련 정도에 따라 발전해가는 것이 좋다. 또한 기도를 할 때는 무릎을 꿇는 경우도 있는데 매우 좋은 자세이다. 또한 여러 가지 자세가 있는데 가장 핵심적인 원리는 사람의 머리꼭대기 정수리 부근에 있는 백회와 항문과 성기가 있는 회음이라는 혈을 일치시키도록 하는 것이 가장 좋은 자세라고 할 수가 있다.

백회와 항문을 연결하는 선을 수련계에서 중맥선이라고 한다. 중맥은 신통의 비밀 통로라고 하여 옛날부터 극비의 문으로 알려져 왔다. 중맥선을 바르게 하기 위해서는 턱은 약간 밑으로 당겨야 하고 가슴은 약간 뒤로 젖혀져야 한다. 또 골반을 약간 뒤로 뺐다가 바로 세우면 자세가 바르게 된다. 중맥선을 타고 하늘의 천기와 땅의 지기가 몸속에서 교류가 되므로 중맥을 일직선으로 하는 바른 자세는 매우 중요하다. 수련이 습관화되면 형정기순이 되어 저절로 기가 소통되어 내가 기를 수련하는 것이 아니라 기가 나를 수련해주는 단계로 발전된다. 9궁 통기법 정공편은 대부분 앉은 자세로 수련하므로 반드시 중맥을 일치시키는 자세, 또 편한 자세로 수련에 임해야 한다.

:: 선 자세

서서하는 자세는 무극장자세, 기마자세 등으로 구분될 수가 있다. 무극장 자세는 발을 어깨넓이 정도 벌리고 발의 각도는 11자로 만든다. 팔은 겨드랑이에서 가볍게 떼고 어깨와 가슴의 힘을 쭉 뺀다. 얼굴에는 가벼운 미소를 짓는다. 무극장 자세는 우주의 에너지를 채집하거나 서서 명상을 할 때 주로 사용하는 자세로 활용된다.

:: 기마자세

양발을 어깨넓이보다 충분히 더 벌리고 말을 탄 자세를 취하는 동작이다. 주로 참장공 수련을 하거나 태극권 수련 시 사용되는 동작으로 기마자세를 변형하여 앞굽이 자세 등을 취하면서 수련하는 동작이다. 하체의 힘을 기를 때 주로 많이 사용한다. 9궁 통기법 수련 시에도 앞굽이 자세를 취하면서 동작에 임해야 한다.

:: 누운 자세

누운 자세는 옆으로 누운 자세, 엎드린 자세, 바로 누운 자세가 있는데 손바닥이나 발바닥이 반드시 하늘을 바라보아야 한다. 엎드려 누울 때는 발바닥 용천혈이, 바로 누울 때나 옆으로 누울 때는 손바닥이 반드시 위쪽을 향해 천기를 받을 수 있는 자세를 취하는 것이 요점이다. 또한 팔이나 다리의 각도는 52도의 피라미드 각이 유지되도록 벌려주는 것이 좋다. 9궁 통기법 수련 시에는 바로 누운 자세를 취하고 전신의 힘을 쭉 뺀 상태에서 수련한다.

:: 걷는 자세

모든 운동이나 수련은 24시간 무의식 중에서도 수련이 되도록 하는 것이 중요하다. 바쁜 현대인들에게 걷는 수련은 시간을 절약하고 자신의 건강을 지키는 데 매우 중요하다. 걷는 자세에서도 일반적인 원리는 동일하다. 가슴을 펴고 턱을 당겨 백회와 회음을 일직선으로 유지한 채로 가슴을 쭉 편다. 발은 뒤꿈치를 땅에 먼저 닿고 반동으로 엄지발가락이 닿도록 하면서 걷는 것이 중요하다. 호흡과 의념을 병행하여 걸으면 걷기공 수련이 된다. 호흡은 피부호흡을 하고 마음은 발바닥 용천혈에 집중을 하면 별도의 수련을 하지 않더라도 출퇴근 등 일상생활에서도 건강을 유지하는 데 크게 도움이 된다.

편안한 마음(조심)

편안한 마음을 갖는다는 것은 쉽지 않다. 삶의 경쟁에서 오는 각종 스트레스 때문이다. 어떤 순간에도 편안한 마음을 가질 수 있다면 건강은 물론 어느 정도 수련의 경지에 이르렀다고 볼 수 있다. 모든 수련단체의 궁극적인 목적은 마음을 바꾸는 데 있다. 마음은 보이지 않고 측정할 수가 없어 마음을 다스리고 조절한다는 것은 매우 어렵다. 마음이 조절되지 않는다면 질병치유뿐만 아니라 수련이나 기도 등에도 효과를 내기가 어렵다. 그렇게 많은 종교와 수련단체가 있는데 질병은 끊어지지 않고 갈등과 증오심으로 인한 지구상의 전쟁은 오늘도 끊임없이 계속되고 있다. 또한 종교간 반목과 불신은 극에 다다랐다. 종교와 수련의 목적은 삶의 질을 높이고 영적인 차원을 높이기 위해 필요한 것이다.

우리는 모두 하나님의 자식이고 부처님의 파장으로부터 자비와 깨달음을 배우면서 살아가고 있다. 현대물리학에 의해 과학적으로 밝혀진 우리들의 관계는 우주는 인간뿐만 아니라 동물, 식물 등 삼라만상이 양자에너지장에 의해 소통되고 있으며, 상호 영향을 미치는 한 가족임이 밝혀졌다. 우리 모두는 자신의 본성을 알고 우주의 마음을 깨달아야 한다. 하나님의 사랑과 부처님의 자비를 실천하는 것은 우주의 마음이다. 자연의 일부분으로서 우리는 먼저 감사하는 마음과 사랑하는 마음을 길러야 한다. 감사와 사랑은 마음수련의 첫걸음이다. 이런 마음이 없다면 우리는 하나님의 사랑과 부처님의 자비를 받을 자격이 없다. 파동이 연결되지 않아 받고 싶어도 받을 수가 없게 된다.

감사와 사랑의 마음이 결여되어 있다면 수련단체나 종교단체에 가입하여 아무리 봉헌하고 기도해도 응답은 오지 않는다. 감사와 사랑의 마음이 이해관계에 있는 사람들에게만 한정돼도 효과가 떨어진다. 자신과 자기 가족, 자기 종교만을 위한 기도는 진정한 감사와 사랑의 마음이 아니다. 따라서 응답을 해주고 싶어도 해줄 수가 없다. 진심으로 모든 것에 대한 감사하는 마음과 나와 우리 가족뿐만 아니라 우리 모두를 사랑하는 마음이 있을 때 응답은 바로 오게 된다. 이와 같은 사실은 실험해보면 즉시 알 수가 있다.

그래서 수많은 종교단체에서나 마음수련단체에서 마음을 비우라고 설파했다. 비우면 더 새롭고 값비싼 것으로 채워진다고 했다. 실질적으로 이러한 원리를 이해하고 실천하는 사람은 대부분 정상에서 성공적이고 행복한 삶을 살아가고 있다. 우주에너지는 무한하고 자원은 끝이 없다. 우주의 무한한 자원에 파동이 맞지 않아 힘들고 어렵게 살아가는 것이다.

기공수련이나 불가수련에서는 마음의 파장을 줄이기 위해 신체의 일정한 부분에 집중하도록 권유한다. 하단전이나 손바닥, 또는 특정한 목표에 집중함으로써 다른 생각을 멈추고 대뇌의 활동을 중지시켜 심층의식의 파동에 연결하고자 하였던 것이다. 어떤 면에서는 이러한 방법이 특별한 효과를 발휘한다. 예를 들면 최면명상의 경우 온몸을 이완시키고 최면술사의 은유적인 멘트에 집중하면 순식간에 무의식세계에 파동을 맞출 수가 있다. 하지만 이러한 방법은 일시적으로 도움은 될지 모르나 영속성이 없으며 부작용이 따르기가 쉽다.

대뇌의 파동을 잠재우기 위해서는 무의식속에 걱정이나 불안이 없어야 가능하다. 걱정과 불안은 욕심으로부터 발생한다. 인간이 삶을 영위하기 위해서는 적절한 욕심도 필요하다. 욕심이 없는 삶은 진취성이 없으며 발전이 없을 것이기 때문이다.

적절한 욕심을 가지면서도 효과적으로 대뇌의 파동을 잠재우려면 모든 것에 대한 감사와 사랑이 절대적이다. 감사와 사랑은 우주의 본성이고 우주의 파동이기 때문이다. 감사와 사랑은 별도의 특별한 수련과 기도를 하지 않더라도 대뇌의식을 잠재우고 심층의식에 접근하여 우주의 에너지를 자유자재로 사용할 수 있도록 해주는 신기한 마력이 있다.

편안한 호흡(조식)

인간은 음기와 양기가 결집된 에너지체다. 음기는 음식 등 땅에서 생산되는 음식물을 통해 체내에 들어오고 양기는 천기로 호흡을 통해 체내에 들어온다. 따라서 자연적으로 음양의 조화가 이루어져 건강하게 살아갈 수가 있다.

하지만 현대인들은 음양의 균형이 깨진 상태에서 살아가고 있다. 물질문명의 발달로 양질의 음식물 섭취는 늘어나 음기는 많이 쌓여 있는 상태다. 그러나 운동부족으로 횡격막이 굳게 됨으로써 호흡곤란 등의 영향으로 충분한 천기를 마시지 못함으로써 신체의 부조화가 발생되고 있는 것이다.

이러한 부조화는 복부의 비만을 일으키게 되고 각종 생활습관병을 일으키는 주범이다. 암 등 각종 난치병, 불치병의 원인은 산소부족과 밀접한 관련이 있는 것으로 밝혀지고 있다. 인간의 세포는 산소가 부족하면 치명적인 손상을 입게 된다. 음식을 먹지 않고서는 한 달이나 몇 달을 생존할 수가 있지만 호흡곤란으로 인한 산소의 결핍은 수분도 못 되어 생명을 잃게 된다.

이러한 산소 결핍을 인위적으로 해결해주기 위한 수련법이 단전호흡법이다. 단전호흡법은 배꼽 밑의 하단전을 중심으로 배를 밀었다 당겼다를 반복하면서 횡격막 운동과 내장운동을 인위적으로 시켜주어 체내에 충분한 산소가 공급되도록 하는 호흡방법이다.

이런 단전호흡으로 30% 이상의 충분한 산소를 공급받을 수 있다는 사실이 밝혀졌다. 단전호흡은 인위적인 수련을 통해 본래의 호흡으로 돌려놓는 자연호흡법이라고 할 수가 있다. 어린이들의 복부를 살펴보면 금방 알 수가 있다. 배꼽을 중심으로 배 전체가 움직이면서 깊은 심호흡을 한다. 단전호흡은 부족한 산소공급을 원활하게 해줄 뿐만 아니라 내장운동을 시켜주고 하단전에 축기를 시켜 정을 단련하는 데 크게 도움이 된다.

단전호흡 외에 체내에 산소를 인위적으로 증가시켜주는 호흡법은 중국의 곽림 여사가 각종 말기암 환자를 치료했던 풍호흡법이다. 풍호흡법은 들숨을 2번 하고 날숨을 1번 하여 인위적으로 체내에 산소량을 늘려주어 불치병인 암 치료에 성공하였던 것이다.

단전호흡을 꾸준히 하다보면 피부호흡으로 발전된다. 전신의 땀구멍으로 숨을 쉬는 단계까지 발전되는 것이다. 피부호흡은 호흡법 중에서 가장 효과가 있는 호흡법이다. 국선도 창시자 청산거사께서 미국 후버댐에서 20분 이상 물속에 있어도 생존할 수 있다는 것을 보여주었는 데 피부호흡을 통해서 가능하다. 또한 인도의 요기는 땅속에서 몇 달간을 피부호흡으로 생존하였다는 기록이 있다.

피부호흡은 누구나 쉽게 할 수가 있다. 누구든지 의념력을 활용하여 피부호흡을 하게 되면 별도의 수련을 하지 않더라도 쉽게 배워 자신의 건강을 지킬 수가 있을 것이다. 피부호흡이 숙달되면 동면호흡으로 발전된다. 동면호흡단계에 이르면 전신의 경락은 모두 뚫어지고 면역력, 저항력은 극대화되어 질병과 인연이 없어질 것이다.

지금까지 명상의 핵심요소를 설명하였다. 편안한 몸, 편안한 마음, 편안한 호흡은 수련의 핵심요소다. 명상의 핵심 요소 속에 건강과 수련의 핵심 비밀이 있는 것임을 알아야 한다. 어떤 단체는 이러한 핵심요소를 무시하고 마음 수련만 한다든지, 호흡 수련만 한다든지 몸 수련만 한다든지 하는 경우가 있는데 크게 도움이 되지 않는다. 위의 3가지 요소를 균형과 조화 있게 적용했을 때 원하는 목표를 달성할 수가 있는 것이다.

통기법 명상수련의 각 공법은 정기신의 원리와 명상의 핵심요소가 명료하게 포함되어 있으며, 누구나 쉽게 접근하여 효능을 느끼도록 구성되어 있다. 전통적인 수련법을 통해 진정한 건강과 깨달음의 목표에 도달하려면 수년이 걸려도 힘든 경우가 많다.

하지만 통기법 명상수련은 수련 당일부터 기를 느끼게 되며 몸의 변화를 가져오게 된다. 이처럼 그 효과가 빠른 이유는 자신의 기를 이용하는 것이 아니라 우주의 파장을 직접 이용하여 수련에 적용하기 때문이다. 여러 불필요한 단계를 거치지 않고 곧바로 우주의 근원에 도달하기 때문이다.

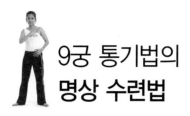

9궁 통기법의
명상 수련법

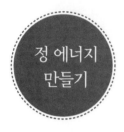

정 에너지
만들기

【원리】 정 에너지 만들기는 우주의 무한한 에너지를 하단전으로 끌어들여 하단전에 원자로를 만드는 방법이다. 수련 후에는 에너지가 강하게 우주와 교류되므로 하단전에 우주 소용돌이를 만들어서 통로만 내어주면 저절로 신속하게 축기가 된다.

우리는 기 에너지장 속에서 생활하고 있다. 우주에 충만된 에너지를 하단전에 통로만 만들어주면 저절로 축기가 된다. 전통적인 축기법은 단전호흡을 통해 자신의 기를 이용해 축기하기 때문에 시간이 많이 소요되는 단점이 있으나 우주 소용돌이를 이용한 축기법은 자신의 기가 아니라 우주의 무한한 에너지를 축기에 활용하므로 단기간 내에 축기를 시킬 수 있는 것이다.

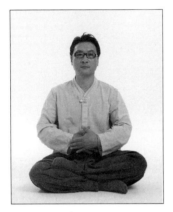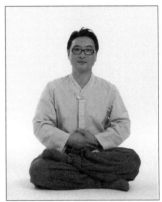

〈정에너지 만들기〉

【수련방법】 자세는 편안하게 한 다음 머리의 정수리 백회와 회음을 일치시킨 후 양손바닥을 하단전에 댄 채 왼손바닥은 아래로, 오른손바닥은 위로 하여 약 5cm 정도 떨어지게 한다. 그런 다음 양손바닥으로 기를 발사하면서 원을 그리고 시계방향으로 돌리면서 소용돌이의 장을 만들어준다. 수련이 일정한 수준에 이르면 의식을 하지 않아도 기의 힘으로 손이 팔랑개비처럼 저절로 돌아가면서 기가 발생된다. 이때 호흡은 전신 모세공 호흡으로 전신의 땀구멍으로 우주의 진기를 마시고 숨을 내쉴 때는 양손바닥의 노궁으로 내쉬면서 축기한다. 소용돌이 축기를 마친 후에는 양손을 포갠

후 하단전에 두고 전신 피부로 우주의 진기를 마신다. 내쉴 때는 손바닥의 노궁혈로 기를 발사하면서 하단전에 에너지를 응축시켜 주면서 단을 만든다.

【효과】 하단전에 마치 원자로가 만들어진 것처럼 뜨겁고 훈훈한 느낌이 들면서 정 에너지가 생성된다. 기공수련의 기본은 하단전의 축기부터 시작된다. 하단전에 정 에너지가 없다면 기력이나 정신에너지가 약하게 되기 때문이다. 또한 정 에너지 없이 무리한 명상이나 주천은 부작용을 낳을 수 있기 때문에 반드시 하단전에 축기를 시킨 후 중단전이나 상단전 수련을 해야 부작용이 없게 된다. 본 수련을 통해 하단전에 뜨거운 느낌이 들고 꾸준히 수련하게 되면 힘이 용솟을 뿐만 아니라 눈을 감으면 빛을 볼 수 있다. 본 수련법은 불로장생의 밀법이라고 할 수 있다.

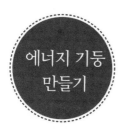

에너지 기둥
만들기

【원리】 정기신 기둥과 육체적 기둥을 상하 좌우로 만들어줌으로써 흐트러진 에너지장을 정돈시키고 응축된 에너지를 활용할 수 있도

록 해준다. 정기신 통일수련이라고 할 수가 있다. 하단전과 중단전, 상단전에 이르는 중맥의 통로에 에너지 기둥을 만든다. 정 에너지와 기 에너지, 신 에너지가 통일되어 인체의 신진대사가 급격히 증대된다.

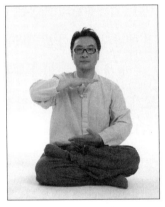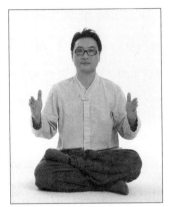

〈팽이기공 : 상하 기둥 만들기〉　　〈운전기공 : 좌우 기둥 만들기〉

【수련방법】

① **상하 기둥 만들기**(팽이기공) : 가부좌나 반가부좌 등의 편안한 자세로 앉아 왼손은 하단전에, 오른손은 가슴 위의 목 밑에 두고 손바닥 중앙의 노궁혈이 상하 마주보게 한다. 의식의 집중은 양손바닥 노궁혈에 기의 흐름을 느끼도록 한다. 양손바닥의 노궁에 팽이가 돌고 있는 것을 상상한다. 마음이 집중되지 않으면 몸이 흔들거리게 된다. 모든 에너지를 집중하여 팽이가 돌아가

도록 느끼면서 집중한다. 호흡은 복식피부호흡을 하고 전신 땀구멍으로 우주의 진기를 아랫배 단전까지 들이마시고 호흡을 내쉴 때 손바닥의 노궁혈로 내쉬면서 손바닥 노궁혈로 기를 발사한다.

② **좌우 기둥 만들기**(운전기공) : 상하기둥을 만든 다음에 동일한 자세로 양손바닥을 가슴높이에서 마주 보게 한 다음 양손바닥의 노궁혈로 기를 발사하면서 육체의 기둥인 횡기둥을 만든다. 양손바닥의 노궁혈을 집중하면서 양손바닥에서 느껴지는 기의 흐름을 감지해야 한다. 이때 집중을 돕기 위해 차의 핸들을 양손으로 잡고 넓은 고속도로로 자신의 추억의 거리로 떠나는 느낌을 갖도록 한다. 처음에는 핸들이 흔들거리다가 집중이 되면 핸들이 고정된다. 고도로 집중력이 높아지면 강한 에너지가 발사되면서 횡기둥이 만들어지는 것을 느낄 수가 있다. 호흡은 역시 복식피부호흡으로 전신 땀구멍으로 우주의 진기를 마시면서 아랫배 단전까지 들이마신다. 호흡을 내쉴 때는 노궁혈로 내쉬면서 손바닥 노궁혈로 기를 발사하면서 횡기둥을 만든다.

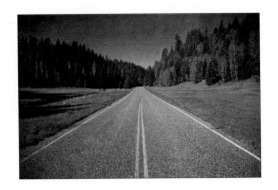

【효과】

① **상하 기둥 만들기** : 상하 기둥 만들기는 인체의 삼보인 정기신을 통일시키는 고도의 수련법으로 백회와 회음으로 연결된 중맥 개통에 효과가 있다. 또한 에너지 증폭이 일어남으로써 인체의 신진대사가 높아지고 에너지 활성화가 강화된다. 또한 인체의 전면에 흐르는 임맥을 뚫어줌으로써 심장, 폐장, 위장, 간장 등 음경락을 활성화시키는 작용을 한다. 특히 여성의 불임증 치료에 탁월한 효과가 있다.

② **좌우 기둥 만들기** : 좌우 기둥 만들기는 육체의 기둥으로 정기신을 떠받쳐주는 에너지 볼이다. 가슴 중앙의 중단전에 우주의 진기가 모임으로써 심폐기능을 강화시켜줄 뿐만 아니라 흉선의 기능을 강화하여 자연살해세포(NK세포)의 면역세포를 활성화시켜 암 등 각종 난치병에 대한 자연치유능력을 증대시켜주는 효과가 있다. 또한 중단전을 활성화시켜 전신의 경락을 활성화시

키고 갑상선, 흉선 등 내분비기능을 향상시켜준다. 따라서 목질환, 팔질환, 폐질환, 심장질환을 예방하거나 치유하는 데 효과가 있다.

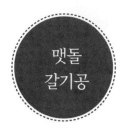

맷돌
갈기공

【원리】 맷돌의 원리는 딱딱한 고체를 액체나 기체로 만드는 데 사용되는 우리 민족 전통의 생활도구였다. 할머니, 할아버지가 맷돌 속에 쌀이나 콩을 넣어 분말가루를 만들거나 콩물가루를 만드는 데 사용하였다. 정성스런 마음을 가지고 맷돌을 돌리면 분말이 곱게 나오고 거친 마음으로 돌리면 거친 분말이 나오는 등 심리적인 요소와도 관련이 있다. 이 전통적인 맷돌을 부정적인 심리치료에 활용하면 큰 도움이 될 수가 있다.

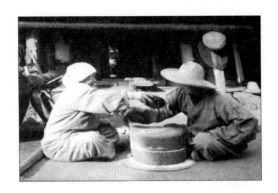

【방법】 왼손을 밑으로, 오른손을 맷돌 손잡이로 상상하고 부정적인 감정들을 맷돌 속에 넣어 천천히 돌리면서 없앤다고 생각한다. 예를 들면 자신의 몸속에 종양이 있을 경우 종양덩어리를 맷돌 속에 넣고 종양이 없어진다고 생각한다. 또한 마음속에 화병이나 심리적인 상처를 받았을 경우 맷돌 속에 넣어 가루로 만들어 온 우주로 날아간다고 생각하면서 부정적인 정서를 없앤다.

【효과】 정신적인 스트레스, 화병, 심리적인 갈등을 치료하는 데 큰 도움이 된다.

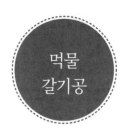

먹물
갈기공

【원리】 먹물 갈기공은 가짜를 빌려 진짜를 수련시킨다는 수련법을 적용한다. 상상으로 먹물을 가는 모습을 상상함으로써 집중력을 높여 손바닥의 노궁혈을 타통시키고 우주에너지를 농축시켜 물질화시키는 데 활용한다. 먹물 갈기공은 기를 발생시키며 부정적인 정서를 없애는 경우에도 마음 치료법으로 뛰어난 효과가 있다. 먹물 갈기공은 구체적인 통증을 치료하는 데 유용하다.

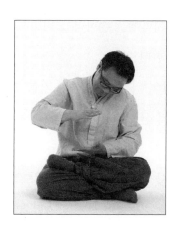

【방법】 왼손은 손바닥을 위로 하고 아랫배 부근에 놓는다. 오른손

은 심장 부위에 둔 뒤 손바닥을 아래로 향하게 한다. 그런데 왼손은 고정하고 오른손으로 시계방향으로 원을 그리면서 밑으로 조금씩 내려간다.

의념은 왼쪽 손바닥은 벼루라고 생각하고 오른쪽 손바닥 중앙의 노궁혈에서는 벼루 먹을 쥐고 벼루를 갈고 있는 모습을 상상하면서 천천히 갈아준다. 집중은 먹물이 나오는 끝에 집중하고 천천히 돌리면서 먹물을 가는 상상을 한다.

자기가 지우고 싶은 부정적인 정서나 감정이 있다면 먹속에 넣고 갈아서 없애버린다고 생각하면서 갈아준다. 천천히 각각의 노궁혈로부터 기의 기둥을 느끼면서 기를 압축시켜준다. 어느 정도 숙달되면 강한 압력을 느끼면서 손바닥이 저항을 받게 되고 스스로 손바닥이 돌아가게 된다. 손바닥이 맞닿을 때는 강한 에너지 덩어리를 느껴야 한다. 마지막에는 손바닥을 비벼서 부정적인 정서와 기분을 버린다고 생각한다.

【효과】 먹물 갈기공의 가장 큰 효과는 기를 발생하는 데 있다. 먹물 갈기를 하면 마치 산소 용접기에서 불꽃이 나오듯이 먹물과 벼루가 맞닿는 부분에서 강한 기가 발생된다. 따라서 약손을 만들어주어 자신의 기 발사 능력을 구비할 수 있도록 해준다. 이 수련을 꾸준히 하면 외기 발사 능력이 크게 증가할 뿐만 아니라 기 치료를 할 수 있는 약손을 만들어준다. 또한 집중력을 증강시켜 뇌력을 향상시킬 수가 있다.

특히 부정적인 정서를 없앨 수 있는 수련법이며 일종의 붕괴요법으로 마음을 편안하게 해주는 마음치료에 탁월한 효과가 있다. 효과를 극대화하려면 반드시 마지막에는 손바닥을 비벼서 버려야 한다.

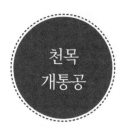

천목
개통공

【원리】 이 공법은 천목을 열고 투시공능과 요감공능을 얻는 방법이다. 천목혈은 특이 공능을 개발하는 요혈이다. 천목혈이 열리면 잠재능력이 극대화될 뿐만 아니라 영감이 증가하고 두뇌 개발, 장수, 건강을 확실하게 보장받을 수 있다. 따라서 많은 사람들이 천목혈을 열기 위해 노력하고 있다. 천목혈이 열리려면 축기법을 통해 하단전에 충분한 정 에너지가 넘쳐야 한다. 하단전에 단이 형성되지 않은 채 무리하게 천목혈을 연다면 심한 부작용이 유발될 수도 있다.

이 수련법에서는 하단전에 우주의 역량을 이용해서 축기를 시킨 후 상하기둥 만들기와 먹물 갈기공을 통해 손에 기감이 강하게 형성되었으므로 상단전에 기를 넣어주기만 하면 쉽게 기가 통할 수가 있다. 1회 수련시 3회 동작은 가급적 피하는 것이 좋다. 과도하면 머리가 아플 수가 있다. 또한 천목개통은 빠른 사람도 있고 늦은 사람도 있으니 너무 급하지 않아야 한다.

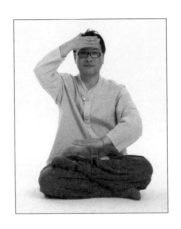

【수련방법】

① 왼손은 밑으로, 오른손은 위로 한 먹물 갈기공의 자세를 취한다. 양손바닥의 사이에는 상하 기둥 만들기와 먹물 갈기공으로 만들어진 에너지 볼이 느껴져야 한다.

② 오른손으로 에너지 볼을 위로 올려 상단전 송과체에 넣고 이와 동시에 왼손은 밑으로 내리면서 몸의 독소를 밑으로 뺀다고 생각한다. 다음은 반대로 왼손에 에너지 볼을 느끼고 상단전에 넣어주고 오른손은 몸속의 독소를 밑으로 끌어내린다. 이와 같은 과정을 1회 수련시 3회 반복한다.

③ 3회까지 끝난 다음에는 깊은 심호흡을 3회 한다.

【효과】

① 천목이 개통됨으로써 뇌하수체, 시상하부, 송과체 기능이 극대화됨으로써 획기적인 건강증진, 잠재능력의 개발, 장수 등을 가져올 수가 있다.

② 영감이 증가하여 만물과 대화할 수 있는 능력이 배양된다.

③ 3회 이상 과도하게 수련할 경우 머리가 붓거나 아플 수가 있으므로 주의해야 한다. 과도한 욕심은 절대 금물이다.

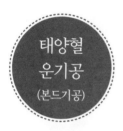

태양혈
운기공
(본드기공)

【원리】 자신의 노궁혈로 우주에 충만된 에너지를 응축시켜 에너지 볼을 만든 다음 막힌 뇌를 에너지 볼로 뚫어줌으로써 지친 뇌를 회복시키고 뇌의 기능을 정상화시키는 방법이다. 두개골은 22개로 호흡과 병행하여 움직이도록 설계되어 있다. 두개골의 움직임에 이상이 있거나 둔화되면 질병에 걸리게 된다.

또한 두개골 속에 있는 대뇌, 변연계, 간뇌 등도 두개골의 움직임에 따라 운동이 되며 모든 기능이 발휘되는 것이다. 자신의 손이나 도구로 뇌를 만지는 것은 곤란하나 수련자의 기를 이용하면 얼마든지 두개골과 뇌에 접근하여 경락을 뚫어주고 두개골을 정상화할 수 있다.

이는 기의 투과성을 이용하여 뇌를 치료하는 방법이다. 기는 어떠한 물질에도 막힘없이 통과하여 물질을 변모시키는 작용이 있다. 특히 기공수련으로 만들어진 에너지 볼은 막힌 경락을 뚫어주는 데 탁월한 효과가 있다. 일종의 뇌호흡과 같은 원리다.

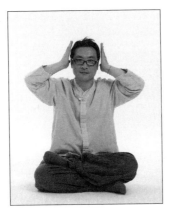 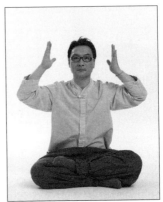

【방법】 공 기둥 만들기와 먹물 갈기공 수련을 마치면 강한 에너지를 가지고 있는 에너지공이 만들어진다. 에너지공은 고에너지 결정체로 막힌 경락을 뚫어주고 세포를 재생시키는 신기한 효과를 가지고 있다.

양손바닥으로 그림처럼 양쪽 관자놀이 중앙의 태양혈을 관통시키면서 뇌를 활성화시켜준다. 의념은 양손바닥의 노궁혈에서 나오는 에너지 볼이 뇌의 중앙에 위치한 뇌간을 집중적으로 뚫어주고 있는 것을 상상한다. 또한 효과를 극대화시키기 위해 양손바닥에 강력한 본드로 양손바닥이 태양혈에 붙었다고 생각하고 손바닥을 좁혔다 넓혔다를 반복하면 강한 본드의 의념력에 의해 실제로 뇌가 움직여지는 것을 느낄 수가 있다.

【효과】 태양혈은 측두골, 두정골, 전두골 등이 만나는 접합부로 이곳이 뭉치면 두개골 리듬이 깨지기 때문에 각종 난치병의 원인이 된다. 또한 태양혈을 관통하는 지점에는 시상하부, 뇌하수체, 송과체 등 뇌의 핵심 중심부가 위치하고 있다. 에너지 공으로 막힌 혈도를 관통시켜 뚫어주면 뇌의 기능이 향상될 뿐만 아니라 호르몬 계통, 신경계통이 정상화됨으로써 뇌질환뿐만 아니라 생활습관병 등의 치유에 큰 도움이 된다.

특히 어린이나 수험생들에게 태양혈 운기공은 뇌의 피로를 풀어주고 집중력을 증진시켜 시험성적을 높이는 데 크게 기여할 수가 있다. 또한 어떤 질병이든지 뇌가 건강하면 자연 치유율이 높게 나타난다. 태양혈 운기공은 뇌의 기능을 정상화시켜 난치 질환의 자연 치유에 크게 도움을 줄 수가 있다.

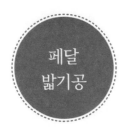

페달
밟기공

【원리】 힘든 상황을 경험해보지 못한 현대인들은 각종 어려움이나 곤란함에 직면했을 때 쉽게 좌절하거나 포기하는 경향이 있다. 무의식 속에 어렵고 힘든 상황을 가상 체험함으로써 각종 어려움에 직면했을 때 쉽게 극복할 수 있는 능력을 배양해준다.

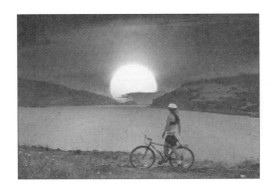

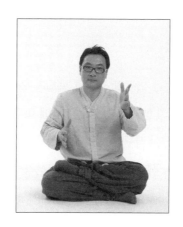

【수련방법】 양손바닥의 노궁혈을 마주 대하면 강한 기 기둥이 느껴진다. 기 기둥을 자신의 손바닥 중앙의 각 노궁혈에 대고 자전거의 페달을 밟듯이 돌리면서 아래의 멘트를 상상하며 힘차게 돌려준다. 양손바닥에서 기 기둥이 만들어지므로 저절로 페달을 밟듯이 손이 돌아간다. 수련 멘트는 자신이 상상하면서 수련해도 되고지도자가 음악에 맞추어 읽어주면 효과가 빨리 나타난다.

【수련효과】 무의식 수련법으로 무의식을 단련시켜 각종 어려움이나 곤란한 일에 직면했을 때 쉽게 극복할 수 있는 힘의 원천을 제공해준다. 난치성 환자들에게 수련 시 질병 극복에 대한 강한 의지를 제공해줌으로써 치유효과를 극대화시킬 수 있다.

1. 편안한 자세로 회음과 머리의 정수리 백회가 일직선이 되도록 합니다. 양 손바닥을 어깨넓이 정도 벌리고 가슴 앞에 마주보게 합니다.

2. 호흡을 마실 때는 전신 땀구멍으로 우주의 진기가 들어오고 호흡을 내쉴 때는 양손바닥의 노궁혈로 기가 나간다고 생각하면서 피부호흡을 합니다. 의식을 양손바닥에 집중하면서 양손바닥에서 나오는 에너지 파동을 느껴보세요.

3. 이른 아침입니다. 동해바다의 태양이 떠오르는 해변가 언덕이 있는 곳에 자전거를 타고 있는 자신을 상상합니다. 그 언덕길은 매우 가파른 언덕길입니다. 당신은 양손으로 노궁에서 나오는 에너지를 느끼면서 페달을 밟고 언덕을 오르게 될 것입니다.

4. 기어 1단을 넣고 언덕을 향해 힘차게 올라가고 있는 모습을 상상하고 힘차게 페달을 밟으면서 올라가고 있습니다.

5. 현재 자신에게 가장 힘든 상황을 생각하세요. 당신은 언덕에 올라가면 그 힘든 상황과 고통을 극복할 수 있습니다. 올라갈수록 힘이 들고 숨이 차오르고 있습니다. 여기서 포기할 수 없습니다. 땀을 뻘뻘 흘리면서 힘차게 올라가고 있는 모습을 상상하세요.

6. 난 할 수 있다, 난 극복할 수 있다는 신념을 가지고 힘차게 힘차게 올라가고 있습니다.

7. 자, 이제 언덕의 정상에 올라왔습니다. 고통과 시련을 극복할 수 있는 정상에 올라왔습니다.

8. 이제 나는 태양이 떠오르는 내리막길을 힘차게 내려갈 것입니다. 기어 5

단을 넣고 힘차게 출발하였습니다.

9. 파도소리가 철썩 들리는 해변의 바닷가 기러기가 여기저기 날아가는 고요한 바닷가입니다. 시원한 바닷바람이 피부에 스며드는 것을 느끼면서 자전거는 신나게 달려가고 있습니다. 페달을 밟는 나의 모습이 너무 가볍고 상쾌합니다.

10. 또다시 두 번째 언덕이 보입니다.

11. 이제 가볍게 언덕을 올라가고 있습니다. 마치 내려갈 때처럼 너무 쉽게 언덕을 올라가고 있습니다. 신기합니다. 페달을 밟은 다리가 너무 가볍습니다. 고통과 시련은 원래 없었던 것 같군요.

12. 자, 우리의 성공원인 아주 큰 태양이 내 앞에 보이기 시작하였습니다. 언덕을 지나 밭을 지나면 둥근 태양이 나를 맞이합니다. 자 보이시죠? 주위가 밝아지고 태양을 바라보고 있는 내 몸이 점점 따스해지고 있음을 느껴보세요. 그리고 페달을 밟으면서 그 태양 속으로 쏙 들어갑니다. 쏙 들어간 몸과 마음이 모두 새롭게 떠오른 태양에너지로 가득합니다.

13. 자, 이제부터 태양과 하나가 되었습니다. 깊은 심호흡을 3번 하고 나오세요. 호흡할 땐 두 팔을 벌리고 태양을 안으면서 호흡하세요. 늠름한 모습으로 태양을 바라보며 자신감에 찬 내 모습을 바라보세요. 그리고 '하하하' 웃어보세요.

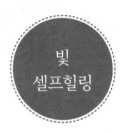
빛
셀프힐링

【원리】 우주에서 가장 에너지가 강한 물체는 태양과 달이다. 태양은 양의 기가 가장 강하고 달은 음의 기운이 강하다. 따라서 옛날부터 선인들은 태양과 달을 이용해 자신의 특이공능을 개발하는 데 사용하였다. 우주의 치유 에너지가 강한 태양과 달의 에너지를 조금만 받아도 초고속으로 공능이 오르기 때문이다. 태양에너지는 병 치료와 특이공능 개발에 도움이 되고 달 에너지는 몸을 보호하는 데 도움이 된다.

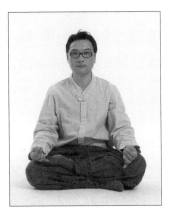
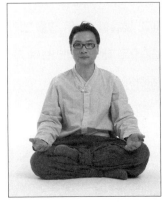

【자세】 편안한 자세로 양손의 엄지, 검지, 중지를 모아 3지법으로 무릎 위에 올려놓는다. 회음과 백회를 일직선이 되도록 척추를 펴고 혀는 입천정에 붙이고 눈을 감는다. 의식을 양손가락 3지에 두고 자연스럽게 있다 보면 저절로 손바닥이 펴진다. 그때는 손바닥 노궁에 의식을 집중한다.

【의념】 자신의 머리 꼭대기에 태양이 있다는 것을 상상하고 그 태양의 빛이 머리의 정수리 백회 속으로 흘러 간뇌를 비춰 뇌하수체 및 송과체를 각성시키고 대뇌 변연계, 대뇌의 막힌 경락을 빛에너지로 뚫어준 다음 연수, 소뇌를 거쳐 목으로 내려와 갑상선을 비춘다. 이어서 척추를 타고 중단전인 가슴으로 내려가 흉선의 기능을 정상화시키고 심장, 폐장을 비춘 후에 대추를 거쳐 뼈를 타고 양팔로 손바닥까지 내려간다.

다른 한 줄기는 하단전으로 내려와 하단전을 축기시키고 그 빛으로 간, 위장, 비장, 대장, 췌장, 신장, 방광, 전립선 등 오장육부를 정화시킨다. 그런 다음 골반을 정상화시키고 양다리로 발바닥까지 빛으로 정화시킨 후 자신은 빛과 하나가 된다.

음기가 부족한 사람은 달빛을 생각하면서 수련해도 도움이 된다. 이 수련은 명상음악에 멘트를 넣어 수련하면 효과적이다.

【수련효과】 전신의 경락을 거침없이 통하게 해주고 기의 몸을 빛의 몸으로 바꿔주는 효과가 있다. 각종 난치병, 불치병 치료에 도움이 되며 일부 질환은 자연 치유되는 효과가 있다. 계속해서 수련

할 경우 몸의 에너지장이 급속도로 강하게 되며, 천목을 자극할 경우 제 3의 눈이 열려 빛을 보거나 투시능력이 개발되기도 한다.

☞ 빛 셀프힐링 멘트

1. 몸과 마음의 긴장을 풀고 숨을 깊게 들이마시고 천천히 숨을 내쉬세요. 다시 한 번 호흡을 깊게 들이마시고 천천히 내쉽니다. 숨을 마실 때는 우주의 맑은 빛 기운이 몸속에 들어오고 내쉴 때는 몸속의 모든 독소와 사기, 탁기가 체외로 빠진다고 생각합니다.

2. 찬란하고 아름다운 우주의 태양이 머리 꼭대기의 정수리에 있음을 느껴 보세요. 그 빛은 이 세상에서 가장 아름답고 강력한 치유에너지를 가지고 있는 빛입니다. 당신은 빛과 하나가 되어 당신의 육체와 정신을 치유할 수 있습니다.

3. 자, 이제 머리의 정수리 백회, 백회, 백회를 생각합니다. 태양의 빛이 밝고 하얀 빛이 되어 백회를 통해 머리 중앙으로 들어오고 있습니다. 그 빛은 우주의 기운입니다. 우주의 기운을 느껴보세요. 우주 기운, 우주 기운, 우주 기운….

4. 그 흰빛은 머리의 중앙인 간뇌에 머무르면서 송과체와 뇌하수체를 비추고 있습니다. 그곳은 상단전입니다. 송과체에서 멜라토닌 호르몬이 분비되고 있습니다. 또한 뇌하수체를 비추면서 모든 자율신경과 호르몬 기능을 정상화시키고 있습니다. 송과체, 송과체, 뇌하수체, 뇌하수체를 집중합니다.

5. 그 빛은 중뇌, 소뇌, 연수, 대뇌로 점점 퍼져가고 있습니다. 이제 우주의

흰빛으로 머리가 가득 찼습니다. 빛은 더욱 찬란하게 빛나고 있습니다. 머리에 막혔던 모든 혈관과 경락이 뚫어지고 뇌신경, 호르몬 기능이 정상화되었습니다.

6. 그 우주의 흰빛은 다시 척추를 타고 목으로 내려왔습니다. 목의 갑상선을 비추고 있습니다. 갑상선에서 갑상선호르몬인 티록신이 분비되고 있습니다.

7. 다시 척추를 타고 중단전인 가슴 중앙으로 이동하였습니다. 가슴 중앙에 있는 흉선을 자극하여 면역기능이 좋아지고 있습니다. 이곳에서 자연살해세포인 NK세포가 정상화되어 몸속의 모든 종양이나 결절을 제거하고 자연치유력을 극대화시켜줍니다.

8. 흉선에서 왼쪽가슴으로 이동하면서 붉은색으로 변화하였습니다. 심장이 붉은 에너지로 불타고 있습니다. 그 붉은 빛은 심장에 쌓였던 각종 스트레스나 한의 독소를 제거시켜주고 전신에 혈액순환을 강화시켜 주고 있습니다.

7. 다음은 좌·우측 폐로 이동하면서 다시 흰빛으로 변했습니다. 폐가 흰빛으로 가득 찼습니다. 막혔던 폐포가 정상화되고 각종 환경 독소로 오염되었던 폐가 모두 정상화되고 있습니다.

8. 다시 하얀 빛은 등 뒤의 대추혈에서 양어깨를 따라 팔꿈치, 손목, 손가락, 손바닥으로 이동하였습니다. 양팔이 하얀 빛으로 빛나고 있습니다. 양팔에 흐르는 심경, 소장경, 대장경, 폐경, 삼초경 등의 모든 경락이 빛에 의해 뚫어지고 있습니다.

9. 다시 하얀 빛은 심장에서 하단전으로 이동하였습니다. 하단전으로 내려온 빛은 이곳에서 공 모양의 황금색 에너지 볼로 만들어졌습니다. 이 우

주의 황금빛 공은 하단전을 뜨겁게 하고 있습니다. 온몸이 후끈거리고 에너지가 넘쳐 흐르고 있습니다. 이 황금색 에너지 볼은 항상 이곳에 위치하면서 우리에게 필요한 에너지를 생산해 줄 것입니다.

10. 그 빛은 오른쪽 갈비뼈 아래 간으로 이동하면서 청색으로 변했습니다. 간에서 청색으로 더욱 빛나고 있습니다. 간에 쌓였던 분노의 감정이 없어지고 감사의 감정으로 바뀌었습니다. 다음은 노란색으로 변하면서 왼쪽 갈비뼈 아래의 비장과 위장, 췌장 순으로 비추고 있습니다.

11. 다시 하얀색으로 변하면서 소장과 대장을 가득 채우고 있습니다.

12. 그 빛은 검정색으로 변하면서 신장, 방광, 자궁, 전립선을 비추면서 기능을 정상화하고 있습니다.

13. 다시 흰빛으로 변하면서 회음을 비추고 있습니다. 회음은 땅의 기운이 들어오는 곳입니다. 신비롭고 아름다운 땅의 기운이 회음을 통해 들어오고 있는 것을 느껴보세요. 온몸이 짜릿해지면서 척추가 시원해지고 있습니다. 이곳은 쿤달리니가 일어나는 곳입니다. 쿤달리니를 체험해보세요.

14. 다시 회음의 흰빛은 골반, 무릎, 발등, 발바닥으로 이동하면서 양 다리를 비추고 있습니다. 다리에 흐르는 신경, 방광경, 간경, 담경, 비경, 위경의 6개 경락이 모두 소통되고 있습니다. 또한 고관절, 무릎, 발목에 있는 성장판이 살아나고 있습니다.

15. 온몸이 빛으로 휩싸였습니다. 흰빛 에너지장은 주변을 빛나게 하고 있습니다. 이제 빛과 하나가 되었습니다.

16. 이제 우주 기운에 감사와 사랑의 마음을 보냅니다. 감사와 사랑은 우주의 빛이고 우주의 마음입니다. 사랑과 감사의 빛이 온몸을 진동시키고

있습니다. 몸이 점점 흔들거리고 있습니다. 점점 더 강력하게 진동하면서 자신의 아픈 부위를 정상화하고 있습니다. 우주의 빛 흐름에 몸을 맡기십시오. 그 치유의 에너지로 몸은 우주 에너지와 진동하면서 건강을 찾고 있습니다.

17. 이제 감사와 사랑의 우주의 빛에너지로 몸은 건강하고 정상화되었습니다. 길고 깊은 심호흡을 하단전을 의식하면서 하면 흩어졌던 에너지를 하단전에 모읍니다. 하단전이 점점 뜨거워지면서 타오르고 있습니다. 정에너지가 생성되면서 힘이 넘치고 있습니다. 하나, 둘, 셋하면 맑고 건강한 모습으로 눈을 뜨시기 바랍니다. 감사합니다.

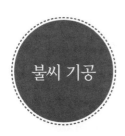

불씨 기공

【원리】 불씨기공은 수련의 결정체라고 할 수가 있다. 수련으로 강화된 강력한 에너지와 함께 손바닥 노궁혈에서 불씨를 얻은 후 동시에 환자의 환부를 상상하면서 암세포를 녹이는 방법으로 민감형에게는 탁월한 효과가 입증되었다. 의념은 에너지이며 에너지가 더 강력해지면 불이 되는 원리다.

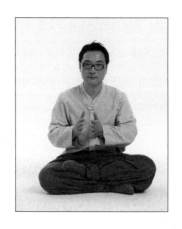

【방법】 양손을 모아 원시인들이 나무로 마찰하여 불씨를 얻는 것을 상상을 하면서 통나무에 대고 마찰하는 상상한다. 점차 불이 피어오르면서 뜨겁게 숯불이 타오르는 모습을 상상한다. 외기와 의념이 결합하면 에너지가 강하게 방출되면서 손이 뜨거워진다. 손에 불씨를 얻은 후에 암환자의 환부를 상상하면서 불로 태우는 상상을 하게 되면 환자 역시 뜨거움을 느끼게 된다. 환자는 입정상태에서 자신의 환부가 뜨거운 불에 타고 있다는 것을 동시에 상상하면 크게 효과를 볼 수가 있다.

【효과】 암, 종양, 결석 치료에 탁월한 효과가 있다. 또한 냉증, 자율신경실조증, 부종, 저혈압 등에 효과가 있다. 일반적으로 암세포 등 종양은 열에 가장 취약한 것으로 알려져 있다. 수련을 통해 몸을 따뜻하게 한다면 면역세포가 활성화되고 암세포 등 각종 종양이나 냉병은 쉽게 사라질 수가 있다.

제 7 장

타율 진동

기공 치유법
아세요?

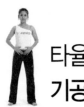

타율 진동
기공 치유법이란?

　　9궁 통기법 동공과 정공수련을 꾸준히 하면 전신경락이 모두 뚫어지고 기가 거침없이 통하게 됨으로써 건강한 체력을 유지하게 된다. 특히 동공 중 먹물 갈기공이나 불씨 기공은 외기를 발사하는 능력을 빠르게 높여준다. 양손을 마주 대하면 강한 자력감을 느낄 수 있으며, 통증이 있는 곳에 손바닥을 대기만 하여도 통증이 신기하게 없어지는 현상이 발생하게 된다. 지금까지의 수련은 자신의 건강을 위한 수련이었다고 하면 지금부터는 자신의 건강뿐만 아니라 병들고 아픈 사람들이 활용하는 기공 치료술을 습득하는 장이다.

　　기 치료는 수천 년 전부터 내려오는 민중의술의 대표적인 치료법이다. 기공치료는 한때 현대의학에 밀려 미신으로 치부되어 음지에서 유지되어 오다가 현대의학의 한계로 의지할 곳 없는 환자들의 수요가 급증함으로써 이제 일부 병원에서도 시술되고 있을 정도로 발전되고 있다.

서양에서는 이미 접촉치료, 에너지치료, 양자치료, 프라닉힐링, 챠크라힐링, 레이키 등 자신들 국가에 맞는 이름을 사용하여 기 치료를 시술하고 있다. 중국에서는 각종 수련법에 기공치료가 필수적으로 포함될 정도로 기 치료가 발전되어 있다. 국내에서는 중국이나 미국으로부터 기 치료법을 수입하여 보급되어 활용되고 있으나 기 치유에 대한 이해와 개념부족으로 질병 치료에 크게 활용되지 못하고 있는 실정이다.

국내의 전통적인 기 치료는 세계에서 가장 우수한 활의무술 기공치료술이 있으나 소수인들에게만 전수되고 있으며, 수련의 고수들만이 이용할 수 있는 한계가 있다. 활의무술 치료술에는 거의 죽은 사람도 살릴 수 있는 보도, 전신 도인술, 도살진행법, 원진장법술, 충기도인술, 명도 등 비장의 기치유법이 있다. 인연이 있는 분들에게 이 수련법은 전수해줄 예정이다.

이처럼 기공치료가 끊임없이 질병 치료의 주요수단으로 면면이 이어져 내려오고 있는 것은 기공치료의 뚜렷한 효과 때문이다. 효과가 없다면 이미 사라졌을 것이다. 필자는 기공치료를 이용해 암, 에이즈 등 각종 난치성 질병 치료에 성공한 사례를 수없이 경험하였다. 앞으로 국내의 기공의술이 세계적인 의술로 인정받을 날이 반드시 올 것으로 확신한다. 국내에는 약손요법이라는 전통적인 기공치료술이 수천 년 동안 전해져 내려오고 있다. 손 기술이 세계 최고라는 사실은 기능올림픽대회에서 이미 입증되고 검증되었기 때문이다. 필자가 개발한 쾌장 경락 및 기공치료술은 이미 국내뿐만 아니라 미국, 스웨덴, 호주, 캐나다 등지에 보급되어 외국인들로부터 많은 찬사를 받고 있다.

이 장에서는 일반인들이 누구나 쉽게 배워 질병 예방 및 치유에 활용할 수 있는 기 치료의 원리와 방법을 소개한다. 또한 기공 전문가들도 기초적인 사항부터 배워 활용한다면 자신의 실력을 배가시킬 수 있을 것이다. 국내에 수많은 기 치료사들이 있는데 뛰어난 능력을 보유한 분들도 많이 있으나 기 치료의 원리나 개념을 모르는 경우가 대부분이다.

이 장에서 소개할 자발 진동 기 치료술은 기공 치료술의 꽃이라고 할 수가 있다. 왜냐하면 이 치료술은 타인의 기를 받아서 자신의 에너지를 활성화시켜 스스로 치료하는 효과가 있기 때문이다.

필자는 기공수련이나 치료는 즉시 타인이 효과를 느낄 수 있어야 한다고 생각한다. 기는 보이지 않기 때문에 대부분 심리적인 요인으로 받아들이거나 미신으로 치부되는 사례가 대부분이기 때문이다.

필자가 개발한 기 치료술은 수련 지도 중 우연히 개발되었다. 수련이 끝나고 누워있는 수련생들의 가슴에 손바닥을 대고 기를 발사하자 기를 받은 수련생이 자발 진동을 일으켜 강한 진동을 스스로 일으키게 된 것이다. 몇 분 진동을 일으키다가 저절로 정지된 후 놀라운 효과를 알게 되었다. 평상시에 아팠던 고관절의 통증이 신기하게 없어진 것이다.

이와 같은 경험을 기초로 수련 후에 모든 수련생들에게 일정한 원리에 의해 기를 발사하자 대부분 자발 진동을 일으키게 되었고 자신의 질병이 스스로 완치된 경험을 하게 된 것이다. 참으로 경이적인 치료법이다. 자발 진동 기공수련법은 중국이나 일본 등에서도 한때 유행하였으나 기공 편차 등 부작용으로 인해 치료에 적극 활용되지 못한 수련법이다. 그러나 누워있는 상태에서 자발 진동은 전혀 편차가 발생되지 않고 안전한 치료법이다.

　　필자는 기공의 원리를 이용하여 가까운 거리뿐만 아니라 일정한 거리에서도 의념을 발사하여 자발 진동을 일으킬 수 있다는 원리를 터득하였다. 또한 원격진단과 치료에도 활용될 수 있으며, 뛰어난 효과가 나타난다는 것을 알게 되었다.

　　이와 같은 기공치료법은 기공사와 피술자가 모두 가지고 있는 공능을 동시에 사용하기 때문에 놀라운 효과를 나타낼 수가 있고 경이적인 기치유법이라고 할 수가 있다.

　　기공치료라고 하면 특별한 능력이 있는 사람들만이 가능한 것으로 잘못 알려져 있다. 누구든지 기공에 대한 이해와 방법을 터득한다면 1주일만에 기공사가 될 수도 있다. 또한 기 치료를 하면 자신의 기가 외부로 빠져나가기 때문에 기공사의 몸에 해롭다고 생각하는 사람들도 있다. 이것은 기공치료의 기초적인 원리도 이해하지 못한 결과라고 생각된다.

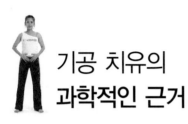

기공 치유의
과학적인 근거

　　이제 기공은 과거의 미신적인 요소에서 현대 물리학의 이론과 원리에 의해 과학적으로 입증되고 증명될 수 있게 되었다. 발달된 기기를 이용하여 에너지와 오라를 직접 측정할 수 있게 되었으며, 많은 연구논문과 실험을 통해 기공치료는 과학 중의 첨단과학이라는 사실이 증명되고 있다.

　　특히 현대 물리학이라고 할 수 있는 양자의학은 기의 존재와 실체를 증명해주는 가장 완벽한 이론이다. 보이는 것만이 전부가 아니고 보이지 않는 세계가 보다 중요하다는 사실이 입증된 것이다. 음양이론에 의해 보이는 세계는 양이고 보이지 않는 세계는 음이며 기의 세계는 양자의 세계인 것이다.

 ## 양자의학과 기

100여 년 전에 양자라는 것을 발견하였다. 양자론은 macro세계에 대한 물질의 이론이다. 실제로 마이크로의 세계에 있는 물질에 관한 이론인데 1000만 분의 1미리보다 작은 물질의 세계를 의미하며, 물질을 구성하는 원자의 크기보다 작은 세계를 양자론에서 취급한다.

원자의 크기는 1000만 분의 1mm이다. 원자는 전자와 원자핵으로 되어 있고, 원자핵은 양성자와 중성자로 이루어져 있다. 현대에는 원자보다 작은 물질을 발견하였는데 양성자와 중성자보다 더 작은 기본입자를 쿼크(quark)라고 한다. 양자이론은 하이젠베르그의 불확정성 원리나 닐스보어의 상보성 원리를 기반으로 양자역학을 해석함으로써 물질의 파동과 입자의 이중성을 자연의 근본 현상으로 받아들이게 되었다.

모든 물질은 파동과 입자의 2중성을 가지고 있다. 파동은 물질계·정신계 정보를 가지고 있으며, 파동을 통해 동·식물과 인간 및 우주 간에는 서로 정보를 주고 받을 수가 있다. 파동은 우리 만물이 쓰고 있는 공통언어이다. 파동을 통해서 정보를 주고 받는다. 버클리대학 카프라 교수는 현대 물리학은 현대 인류가 이룩할 수 있는 가장 최고 수준의 지성적 업적이라고 하였는데 그렇게 대단한 양자물리학이 수천 년 전에 성립된 동양의 사상과 개념을 닮았다. 동양의 기는 인체의 각 조직과 세포로부터 발생되는 파동의학, 에네르기학, 양자의학과 동일한 개념이다. 기는 기공에 의해서 상상을 초월한 막강한 힘을 발휘하고 있으며 심지어 암을 고치는 능력을 가지고 있다.

🌱 외기발사의 과학적인 연구 결과

- **외기발사의 포도상균 실험결과** : 기공에 의한 기초적 실험은 대장균이며 적리균 또는 백색 포도상균 등을 배양한 것에 외기를 발사하자 놀랍게도 기에 의해 세균들이 사멸되어버렸다. 또 실험 결과 외기를 받은 쥐의 면역은 받지 않은 쥐보다 50% 증가하였다고 한다.

- **외기발사가 암세포에 미치는 영향** : 위암 환자로부터 암세포의 일부를 적출해서 그것을 배양액 속에서 배양한다. 기공사가 외기를 발사한다. 1시간의 외기발사로 암세포의 융모가 탈락하고, 표면의 구조배열에 혼란이 온다는 사실이 전자 현미경에 의해서 확인되었다. 41회의 외기 발사를 되풀이하면 암세포의 소멸률은 최고 50.9%, 평균 25.0%나 되었다. 외기를 받은 암세포에 구멍이 뚫렸다는 현미경 소견도 있다.

🌱 유전자실험

모든 생물은 제 나름대로의 생물전자기를 방사하고 있다. 지금까지는 생물전자기의 발생 메커니즘에 대하여 알려진 바가 없이, 유전 정보가 DNA의 분자들 속에 담겨 있고 그 정보 또한 DNA에 의해 전달된다고 여겨왔다.

하지만 챵 박사의 견해는 DNA는 다만 정보가 기록되는 카세트테이프일 뿐이고, 그 정보를 실제로 전달하는 것은 생물전자기 신호라는 것이다. 즉 생체 전자기장과 DNA가 함께 유전 물질을 형성하며, 그것은 두 가지 형태로 존재한다. 하나는 소극적·피동적 형태인 DNA와, 다른 하나는 적극적·능동적 형태인 생물전자기장이다.

소극적 형태는 유전 정보를 보존하고 적극적 형태(발신·전달하는 기능)는 그것을 수정할 수 있다. 살아있는 생명체는 고유의 생체 주파수를 가지고 있는데 바로 여기에 그 생명체의 유전 정보가 담겨 있다. 생명체가 내뿜는 고주파는 다른 생명체에 전달되어서 전달받은 생명체의 유전자와 신체 세포의 변화를 일으킨다. 칭칸센의 실험 결과 다음과 같은 놀라운 사실이 밝혀졌다.

- **푸른 밀의 생물전자기장**(정보를 주는 자)**이 발아한 옥수수 알**(정보를 받는 자)**에 미친 효과** : 처리된 옥수수는 여러 개의 곁줄기(갈라진 대)로 발아 성장하였다. 어떤 옥수수는 보통의 옥수수와는 달리 밀과 같은 식으로 이삭이 달렸다.
- **멜론의 생물전자기장이 싹튼 오이씨에 미친 효과** : 처리된 씨를 심어 열린 오이에서는 멜론의 맛이 났다. 생화학적 분석 결과 DNA의 변화가 있음이 나타났다.
- **땅콩의 생물전자기장이 싹튼 해바라기 씨에 미친 효과** : 해바라기 씨의 모양이 달라졌고 일부는 땅콩 맛이 났다.
- **오리의 생물전자기장이 달걀에 미친 효과** : 처리된 계란 500개를 부화시켜 480마리의 병아리가 나왔는데 다음과 같은 변화가 관찰되었다.

- 발에 물갈퀴가 생김 - 25%
- 머리모양이 오리처럼 넓적해짐 - 80%
- 목이 길어짐 - 70%
- 눈이 오리 눈에 가까워진 경우 - 90%

- **자신의 아버지에 대한 회춘실험** : 자신의 아버지에게 생체에 너지를 발사한 결과 30년 묵은 건강 문제 중에 알러지성의 가려움증, 귀울림 및 양성 종양 등이 사라진 것이다. 6개월 뒤에는 빠진 부분에 머리카락이 나왔고 백발도 검어졌으며, 20년 전에 빠졌던 이가 새로 나왔다.

이처럼 기 치료는 유전자를 조작하고 치료할 수 있는 유일한 방법으로 각종 난치성 질환이 치유되는 원리와 메커니즘은 현대과학으로 설명되어질 수 있는 것이다.

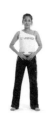

기 치료로 뚜렷한 효과를
볼 수 있는 질환들

기치료 개념은 소극적 개념과 광의의 개념이 있다. 소극적 개념은 전통적인 환자의 에너지장을 이용한 치료법을 말하며 광의의 개념이란 기공수련, 수기치료, 심리치료 등을 포함한 개념이다.

따라서 기 치료사는 단순한 에너지 치료뿐만 아니라 경락과 경혈을 수기술로 뚫어주어 경락을 소통시킬 수 있는 능력, 타인의 마음을 편안하게 하고 심리적인 문제점을 심리치료할 수 있는 능력을 갖추어야 한다.

이 장에서는 광의의 개념을 적용하였다. 기 치료로 뚜렷한 효과를 볼 수 있는 질환들은 현대의학에서 난치병으로 분류되고 있는 대부분의 질병들이다.

기 치료는 생활습관병으로 분류되고 있는 암, 당뇨, 고혈압, 중풍 등에 탁월한 효과가 있으며, 류마티스성질환, 루푸스, 강직성척추염 등 자가 면역성질환 등에도 뛰어난 효과가 입증되었다.

• **소화기계 난치병** : 급·만성 간염, 담낭염, 담결석, 담도폐색, 만성위축성위염, 위궤양, 십이지장궤양, 과민성대장염, 당뇨병, 변비, 크론병

• **순환기계 난치병** : 심근경색과 협심증, 심장부정맥, 고지혈증, 뇌졸중

• **호흡기계 난치병** : 기관지, 알레르기천식, 기관지확장증, 폐결핵

• **비뇨기계 난치병** : 만성신염, 만성신부전, 요독증, 신장·방광요로결석, 야뇨증, 요실금, 전립선비대증, 만성전립선염

• **산부인과 난치병** : 여성 불임증, 임신중독, 임신오저(입덧), 습관성유산, 태아사망증후군, 월경통, 난소낭종, 자궁근종, 여성냉대하증, 음부소양증, 여성불감증, 임신불어증(임신 중 갑자기 말을 못하는 병).

• **소아과 난치병** : 다운증후군, 헌터증후군, 야뇨증, 소아 경기(경풍), 소아 자반증(혈소판감소성자반증, 과민성자반증), 급성신염, 소아 저혈당증, 소아 저칼슘증, 선천성 당대사 이상, 소무도병, 크론병, 신경모세포종, 소아코골이와 성장장애, 어린이 열성질환, 간질, 소아 편도선염(편도선비대), 소아 구토(식도협착증), 소아 기침, 소아 중이염,

수두증

• **외과 난치병** : 목디스크, 허리디스크, 테니스엘보, 관절통, 관절염, 통풍관절염, 근위축성측색경화증, 통풍, 강직성척추염, 전신홍반성루푸스

• **피부질환 난치병** : 아토성피부염, 알레르기피부염(접촉성피부염), 한성 알레르기와 열성 알레르기피부염, 대상포진, 베체트씨병, 사마귀, 물사마귀, 여드름 치료.

• **이비인후과 난치병** : 중이염(급성, 만성중이염), 알레르기비염, 급성비염, 만성비염(단순성비염, 비후성비염, 위축성비염), 목에 무언가 붙어있는 느낌(매핵기), 급·만성 편도선염, 급·만성인후염, 구강점막질환

• **안과 난치병** : 폭맹(눈이 갑자기 먼 병), 시신경위축증(청맹증), 녹내장, 백내장

• **남성크리닉** : 남성불임증, 조루증, 남성 성기능장애 등

〈자료 : 동방대학원대학교 김범교수 인터넷자료 참고〉

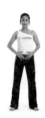

기공사의 기 치유 능력 높이는 수련법

　　기공 치료사들이 기 치유 능력을 높이기 위해서는 호흡수련과 마음수련, 의념수련을 강화해야 한다. **호흡, 마음, 의념**을 기 **치료**의 3대 조건이라고 할 수가 있다. 호흡수련은 단전호흡뿐만 아니라 피부호흡과 전신 모세공 호흡을 통해 우주의 기를 자유자재로 채집할 수 있는 능력을 보유해야 하며 사랑과 감사의 우주 마음과 일치가 되어 천일합일이 되어야 한다. 또한 의념력 강화 수련을 통해 단지 생각만으로 타인에게 자발 진동을 일으킬 수 있는 능력을 보유해야 한다. 이 중 한 가지라도 결여된다면 고급 기공사라고 할 수가 없으며, 일반적인 통증 관리 정도의 낮은 차원의 기 치유사라고 할 수가 있다.

　　국내에는 많은 기공사들이 있으나 국제적으로 명성이 있는 대기공사는 손꼽을 정도로 적은 것은 이러한 원리를 이해하지 못하기 때문이다. 반드시 기공사들은 기공수련을 생활화해야 한다. 9궁 통기법 수련은 기공사 양성에 가장 필요한 수련법이므로 일반인들뿐만 아니라 기공사들도 활용한다면 고급 기공사의 조건으로 진입할 수 있을 것으로 본다.

【호흡수련】

① **단전호흡법** : 단전이나 태양신경총을 자극해서 자율신경계를 포함한 호르몬계, 면역계를 조절한다. 단전 주변에 신경전달물질인 엔돌핀, 도파민 물질이 발견되었다. 단전호흡은 인체에 충분한 산소와 에너지가 들어오게 하는 가장 기초적이고 원초적인 수련법이다. 옛 선인들은 단전호흡을 통해 건강을 유지하여왔다. 현대에도 국선도, 단학 등 한국의 주요 수련은 단전호흡을 기본으로 한다. 하단전에 의식을 집중하고 충분히 복부를 밀고 당기면서 우주에 충만된 에너지를 흡입할 수 있도록 하고 장기를 운동시켜야 한다.

② **피부호흡·전신 모세공 호흡법, 태식호흡법** : 호흡을 통한 산소의 체내공급은 건강에서 가장 중요한 물질이다. 인체에 산소가 조금만 부족해도 세포가 고사하여 생명이 위태롭게 된다. 기공수련에서는 가장 먼저 호흡을 장악하여 인체의 어느 세포든지 자유자재로 충분한 산소를 제공할 수 있도록 하는 것이 중요하다. 피부호흡을 통해 인체에 충분한 산소를 공급할 뿐만 아니라 우주에 충만된 기를 동시에 공급받을 수가 있다. 기는 산소를 대신할 수도 있고 죽은 세포를 살릴 수도 있는 가장 고급영양물질

이라는 것을 명심해야 한다.

③ 복기벽곡 : 복기벽곡은 기를 먹고 곡식과 담을 쌓는다는 수련법이다. 회남자의 인문훈에는 다음과 같이 기록되어 있다. "단표는 세속을 떠나 바위돌산에서 살았다. 몸에 실오라기 하나 걸치지 않고 오곡을 먹지 않았지만 나이 70세에 동자의 얼굴처럼 맑고 정기가 있었다."

또한 포박자의 내편에는 "풍생이라는 자는 7년이나 양곡을 먹지 않았지만 산에 오르고 짐을 메어도 하루종일 피곤함을 몰랐다."고 기록되어 있다.

복기벽곡은 과학적으로 볼 때 설명이 가능하다. 인체의 가장 중요한 영양성분은 단백질이며 단백질의 주요성분은 질소이다. 수련자는 호흡으로 공기의 78%를 차지하는 질소를 흡수하게 된다. 위장에 들어간 질소가 초산염으로 변하여 다시 단백질로 합성된다. 그리하여 인체의 영양이 된다. 이로써 먹지 않고 마시지 않아도 결국은 인체에 영양분이 공급되는 것이다.

【마음수련】

마음수련은 고차원의 수련이다. 평소에 덕을 쌓고 자연의 원리와 방법대로 살아가려는 마음자세가 중요하다. 우주와 일체가 될 때 우주에 충만된 모든 에너지를 받아 건강하고 행복한 삶을 살아갈 수가 있다. 모든 질병의 원천은 마음으로부터 시작되고 마음을 고치지 않고는 치료에 성공하기 힘들다. 긍정적인 마음은 치유의 에너지이고 부정적인 마음은 탁기가 되어 육체를 병들게 한다. 에너지과학에서 이미 검증되었다. 우리는 일분 일초라도 마음을 깨끗이 하거나 건강한 삶을 살 수 있도록 해야 한다.

① **감사하는 마음** : 감사하는 마음을 가질 때 84,000개의 기공과 365경혈이 활짝 열려서 대우주의 원기가 그에게 주어지게 된다. 그래서 그는 더욱 건강해지고 아름다워진다. 생명의 원기를 받으려면 생명의 근원인 우주 대자연에게 감사하는 마음과 온갖 탐욕과 오만을 다 버린 비운 마음으로 다가가야 한다. 우리가 태어날 때 갖고 나왔던 본래의 마음으로 원심 회귀해야 한다. 그렇게 되었을 때 대우주의 공심의 마음과 파장이 맞아 생명의 원기를 받을 수가 있다.

② **사랑은 우주의 마음이다** : 우주는 끊임없이 우리에게 사랑을 베풀고 있다. 공기, 햇빛, 물 등은 무한하게 대가를 바라지 않고 우리에게 무상으로 공급되고 있다. 대자연과 우주가 우리에게 아낌없이 베풀어 주고 자비와 사랑을 베풀고 있는 것은 우주의 본성이 사랑이기 때문이다.

③ **믿음·사랑·소망 등** : 우주의 마음은 유전자의 변형을 복원시키고 비활성화된 유전자를 정상화시킨다.

【의념력 강화수련】

의념은 일정한 조건에서 강력한 힘으로 작용한다. 의념력을 강화시키는 것은 영성을 키우는 것이고 건강과 성공에서 가장 기초적인 수련법이다. 의념력을 장악하지 않고는 앞으로 한발자국도 나갈 수 없다는 것을 명심해야 한다. 의념력을 강화시키기 위해서는 집중과 이완수련이 매우 중요하다. 어느 한곳에 일정한 의식을 집중하고 정신이 멍한 상태에서 바라보고 있으면 물질이 움직이거나 변화시킬 수가 있다. 예를 들어 촛불을 켜고 매일 바라보면서 촛불이 꺼진다고 생각하면 어느 순간에 촛불이 꺼질 수도 있다. 9궁 통기법 수련 중 정공수련은 모두 의념력을 강화시키는 핵심적인 수련법으로 별도의 의념력 강화 수련을 하지 않아도 의념력이 급격히 증강되는 것을 경험할 수가 있다. 의념력 강화 수련을 하여 어느 정도의 공능에 도달하면 의념으로 기를 발사하여 여러분들을 진동시킬 수 있고 기를 느끼게도 할 수 있다. 또한 의념을 물질로 변하게 할 수도 있다. 의념과 물질은 상호 교류가 가능하다. 의념력이 강화되면 누구나 다음과 같이 의념을 활용하여 물질을 움직이고 변화시킬 수도 있다.

① **인체를 길게, 짧게 하기** : 손가락 길게 하기와 짧게 하기, 키를 크게 하기-키를 크게 할 때는 다리길이를 길게 해야 효과가 있다. 상체를 길게 하면 중력의 힘으로 크지 않는다. 즉시 1.5cm 키울 수가 있다.

② **인체 인동법** : 노궁으로 사람을 움직이게 하거나 흔들고 자발 진

동을 일으킬 수도 있다.

③ 의념력은 전투성, 체전성, 잔류성이 있다 : 전투성이란 의념이 가면 모든 물체를 통과하고 체전성은 사람들끼리 손을 잡고 한사람에게 기를 발사하면 손을 잡은 다른 사람들에게도 기가 가는 것을 말한다. 잔류성은 파장의 형식으로 특정한 물체나 물질에 잔존한다. 석가모니, 노자, 예수 등의 성인들은 수천 년 전에 사망하였지만 그 파장은 아직도 잔존하기 때문에 파장의 형태로 성인들과 기 교류가 가능하고 무의식 상태에서 영상으로 만날 수도 있는 것이다. 기공사의 처리를 거친 물, 돌, 풀은 모두 질병을 치료할 수 있는 도구가 된다.

④ 소운반·대운반, 공중취약법 등은 모두 의념으로 한다.

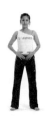

타율 진동 통기법의
기공 치료 원리

타율 진동 통기법이란?

타율 진동 통기법이란 인체 스스로 아픈 부위가 진동을 일으켜 막힌 경락을 뚫어 치료하는 방법이다. 자발 진동현상은 간혹 수련 중에도 갑자기 나타나는 경우가 있어 당황스러울 때가 있다.

필자는 수년 전 국선도 수련지도 시에 강렬한 자발진동현상이 나타나는 회원들을 보면서 자발 진동에 대해 관심을 갖게 되었다. 또한 최근에 난치성질환을 가진 환자를 대상으로 기 치료를 할 때 동일한 현상을 경험하게 되었다. 힐링을 마치고 두 손바닥의 노궁혈로 가슴에 기를 넣어주자 갑자기 울음을 터뜨리면서 진동을 하기 시작하였다. 마치 피술자는 220V의 전류에 감전되듯이 몸에 진동이 왔다는 것이다. 신기한 것은 자발 진동현상 후에 개인이 가지고 있는 지병이 급격히 호전되거나 완치되었다는 것이다.

그 이후에도 수련 후나 힐링 후에 기를 넣어주면 대부분 자발 진동을 일으키게 되는 현상이 발생하였다. 더욱 놀라운 사실은 손을 이용하지 않고 의념으로 기를 발사하여도 동일하게 진동이 발생한다는 사실이었다. 생각이 힘이고 강력한 에너지라는 것을 스스로 체험하는 순간이었다. 성서에 의하면 생각만으로도 큰 죄를 짓게 된다는 구절이 있는데 생각이 이처럼 강력하고 영향력이 있다는 사실을 경험한 순간이었다.

이미 외국에서는 의념력을 이용해 원격진단과 치유의 단계까지 발전하였다고 하는데 국내는 기공 후진국이라고 할 수 있을 정도로 연구가 미미하다. 일부 개인에 의해 자발진동 통기법을 활용하여 암 등 수천 명의 난치병질환을 치료한 사례나 책자가 발표된 적은 있으나 과학적이고 체계적으로 연구하는 단체는 없는 것 같다. 또한 일부에서는 미신으로 치부를 한다든지 수련지도를 잘못하여 부작용을 유발시키는 사례도 있다.

호사다마라는 말이 있듯이 좋은 치료법에는 반드시 부작용이 따르게 마련이다. 자발 진동법은 국내에서는 초창기이나 중국의 기공계에서는 1980년도에 한창 유행이었다고 한다. 수백 명이 모이는 기공대회에서 특별한 안전대책 없이 자발진동을 일으키는 시범을 보였다가 통제가 불가능하게 되어 기공대회를 망쳤을 뿐만 아니라 치안 등에도 문제가 생겨 대규모 집회시에는 자발 진동을 하지 않는 것을 관례화 하고 있다고 한다.

하지만 타율 진동 통기법은 병 치료에 뛰어난 효과가 있을 뿐만 아니라 수련에도 큰 진전과 발전이 있어 어느 공법이나 문파 간에도 변형된 형태의 자발 진동으로 질병치료나 공능향상에 활용하고 있다.

특히 초인적인 기공사로 알려진 엄신 기공사는 중국에서 염력시험을 하여 수백 킬로 떨어진 곳에 의념을 발사하여 물질을 변화시킨 연구결과가 있을 뿐만 아니라 수백 명의 관중을 모아두고 의념으로 질병을 치료하는 등 미국에서 활발히 활동하고 있다고 한다. 그 치유의 원리가 바로 의념이며 자발 진동이라는 사실을 깨달았다.

따라서 자발 진동을 일으키는 현상은 특별한 능력이 요구되는 것이 아니라 특별한 조건을 갖추는 것이 보다 중요하다. 필자는 수년간 기공치료 및 기공수련을 지도하면서 질병으로부터 고통받는 많은 분들을 접하여 왔다. 기공수련과 치료는 난치성 질병에 대해 이미 탁월하다는 것이 입증되어 있으나 믿음이 적고 또한 시간이 많이 소요되고 비용이 많이 든다는 제한점이 있게 마련이다. 또한 오랜 만성병 등 난치성질환자들은 의지력이 약해 쉽게 포기해버리는 등 한계가 있기 마련이다.

어떻게 하면 인간이 가지고 있는 자연치유력을 극대화하여 쉽게 질병을 치료할 수 있을 것인가에 대해 수많은 연구를 통해 드디어 찾아낸 공법이 자발 진동법이다.

타율 진동 통기법을 스스로 이해하고 장악하기만 한다면 암 등 생활습관병 등의 치료에 비약적인 발전이 있을 것으로 확신한다. 자발 진동을 이해하고 질병 치료에 활용하기 위해서는 반드시 구비해야 할 조건이 있다. 자발 진동이 왜 질병 치료에 도움이 되고 공력 향상에 도움이 되는가를 알아볼 필요가 있다.

진동과 생활 그리고 건강

우리의 생활은 진동 속에 살고 있다. 기의 본질은 진동이다. 우주 만물은 눈에 보이지 않는 작은 것으로부터 눈에 보이는 흔들림으로 메우고 있다. 느낄 수 없는 미동으로부터 요동을 거쳐 진동이라는 용어를 쓴다. 진동이 강하면 소리가 되고 소리가 심하면 전파가 되고 더 심하면 단파, 초단파, 극초단파로 되며 빛으로 발전된다. 우주 전체는 진동하고 있으며, 소우주인 인체도 끊임없이 진동을 하면서 우주와 교류하고 존재한다. 모든 존재는 진동이다. 삼라만상은 진동하고 있고, 제각기 고유한 주파수를 발산하고 독특한 파장을 가지고 있다.

양자역학은 물질이란 본래 진동에 지나지 않는다고 주장한다. 물질을 잘게 나누어 가면 모든 것이 입자이면서 파장으로 변하는 불가사의한 세계와 만나게 된다고 한다. 우주는 가득찬 에너지장에 의해 서로 연결되어 있으며, 진동하는 에너지 형태로 떼어놓을 수 없는 거미줄처럼 연결되어 있다고 한다. 실제로 우주공간이 갖가지 파동으로 가득 차 있다는 것이 천문학자들에게 이미 알려진 사실이다. 높게 진동할수록 고도의 진화가 가능하고 고도로 복잡하고 수준 높은 형태가 나타난다.

인간도 진동한다. 진동이 강하면 소리나 빛으로 된다. 소리도 진동이다. 따라서 우주는 진동하지 않는 것이 없다. 지상에는 천기라고 하여 우주 및 자연의 진동이 있으며, 지하에는 지기라고 하여 지하수맥의 진동이 있다. 사람도 태어날 때 백회를 통해 우주의 진동이 동시에 들어오게 된다. 연월일시에 따라 그 당시 우주의 진동이 몸속에 들어와 운명을 좌우하게 되는 것이다. 태어날 때의 진동은 일반적인 방법으로는 수정하지 못하기 때문에 운명은 정해져 있다고 하는 것이다. 오직 수련자만이 자신의 운명을 바꿀 수 있다고 하는데 진동을 통해서만 가능한 것이다.

노화나 질병도 고유 진동수에 맞는 파동과 공명상태를 유지하지 못하여 에너지 흐름이 원활하지 못하게 되면서 일어나는 현상이라고 볼 수가 있다.

천기의 진동에는 우주의 진동, 태양의 진동, 산의 진동 등이 있다. 우주의 진동은 우주의 영속성을 위해 끊임없이 진동을 하며 태양의 진동도 우주적인 사랑으로 지구의 생명을 살리기 위한 진동이다. 산의 진동은 산속의 초목을 살리기 위한 진동이다. 우리가 살아가려면 천기의 진동에 감응해야 한다. 지기의 진동 역시 지구를 살리기 위한 진동으로 지기를 받지 못한다면 식물이나 동물 등도 살 수가 없을 것이다.

진동은 이처럼 좋은 진동이 있는가 하면 나쁜 진동도 있다. 인위적인 진동은 대부분 몸에 유해하다. 싸우는 진동, 비행기에서 나는 진동, 깨지는 진동, 각종 기계소리의 진동과 지하의 수맥 진동 등이다.

인간의 몸에서 나는 진동도 나쁜 진동과 좋은 진동이 있다. 몸에 좋지 않은 진동은 병기, 독소, 탁기에 의해 세포가 힘들어질 때 나오는 진동이다. 또는 누구를 미워하거나 증오하거나 화가 났을 때 나오는 진동은 역시 세포를 병들게 하는 진동이다. 반면에 사랑과 감사의 마음에서 나오는 진동은 세포를 살리는 진동이다.

식물에도 진동이 있다. 꽃이 몸에 유익하고 치료를 할 수 있는 것은 높은 진동수를 가지고 있기 때문이다. 최근 아로마테라피 대체의학은 진동수를 이용한 치료법이라고 할 수가 있다. 장미향은 진동수가 높아 치유에 효과가 높으며 매우 고가이다. 아로마향기 중 라벤더나 로즈마리 등의 향기는 보통의 진동을 가지고도 몸을 이완시키거나 편안하게 함으로써 자연치유에 활용되고 있다. 또한 식물의 진동수 중 살아있고 싱싱한 채소나 식물은 진동수가 높으며 싱싱하지 않은 채소나 죽은 식물은 진동수가 매우 낮다. 빛도 진동수가 높을수록 보라색에 가깝고 진동수가 낮을수록 회색이나 검정색을 띠고 있다. 진동과 건강은 밀접한 관계가 있다. 사람도 마찬가지이다. 병자의 파동이나 얼굴색은 검정색이나 회색계통으로 진동이 매우 낮으며, 건강한 사람이나 수련자의 얼굴색은 백색이나 보라색 광을 띠게 된다. 공능이 높거나 깨달은 분들의 진동은 매우 높아 후광까지 형성이 된다.

산사람과 죽은 사람은 진동이나 파장으로 구분할 수가 있다. 살아있는 사람의 진동을 생파라고 하며, 죽은 사람의 진동을 영파라고 한

다. 사람이 죽으면 뇌파는 영혼으로 되어 다른 세상으로 떠나고 육파
는 영파로 지구에 남아 있어 가족이나 친지에게 영향을 미친다고 한
다. 우리 주변에는 영파들이 무수히 많이 있다고 한다. 강한 영파들
은 영상으로까지 나타난다고 한다. 영파는 음기에 해당하므로 밤이
나 비오는 날에 강하게 활동하게 된다.

아무리 강한 영파라고 하더라도 살아있는 생파에게는 큰 영향을
미치지 못하게 되나 병자나 나약한 사람들에게는 영파보다 진동이
약하므로 영향을 받을 수가 있게 된다고 한다. 영파는 5만 사이클, 사
람은 평상시에는 1만 사이클이지만, 긴장하면 5만 사이클, 집중하면
10만 사이클이 되며, 합장할 때 20만 사이클, 도인이나 선인들이 되
면 100만에서 억 단위 사이클까지 가게 된다고 한다. 기는 강한 쪽에
서 약한 쪽을 지배하므로 영파를 지배하고 사회적으로 성공하려면
높은 사이클을 가져야 된다는 결론에 도달한다.

진동은 이와 같이 건강에 필수적인 요소이며 건강할수록, 수련의
정도가 높을수록, 공능이 높을수록 강하다는 것을 알 수가 있다. 그
러나 인간이나 식물의 진동이 아무리 강하다고 하더라도 우주 진동
의 일부분에 불과하다. 우주의 진동은 최상위 진동으로 만사만물을
지배하게 되는 절대적인 진동파장이다.

타율 진동 통기법은 우주의 진동과 파동을 맞추어 인체의 막힌 혈
도를 즉시 뚫어주는 효과가 있다. 자발 진동은 가장 빠르게 무의식
상태에 도달하게 되며 우주의 파장인 7.5-8헤르츠의 상태에 도달하

게 됨으로써 우주와 일체가 된다. 자발 진동이 일어나 우주진동과 교류가 시작되는 것을 한 번이라도 경험하게 되면 나중에는 생각만 해도 우주와 교류가 되어 진동이 저절로 일어나게 된다. 진동의 원리를 이해하면 난치병, 불치병도 큰 문제가 없게 된다는 것을 알 수 있을 것이다.

자발 진동 수련법은 우주 대자연의 파동과 공명이 됨으로써 발생하는 치유과정이다. 원자, 분자, 세포, 장기적인 차원에서 비정상적인 흐름과 에너지 파동을 자신의 고유파동과 연결함으로써 에너지장이 정상화되고 강력한 치유력을 발휘하게 되는 것이라고 할 수가 있다.

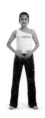

타율 진동 기공 치료의
4가지 특징

① 무의식 운동이다.

지금까지 대부분의 운동은 의식적인 운동이다. 등산을 한다든지, 조깅을 한다든지, 명상이나 기공법도 역시 의식적인 의념을 가지고 운동을 하거나 수련을 한다. 의식적인 운동은 꾸준히 한다면 질병치료에 효과가 있으며, 건강을 유지하고 잠재능력을 개발할 수가 있다.

하지만 운동을 통해 질병을 예방하고 어느 정도의 도움은 되고 있으나 질병 치료에 탁월한 효과가 있다는 연구결과는 극히 드물다. 중국의 곽림 신기공 등 일부 기공은 말기 암 치료에 탁월한 효과가 있으며 국내의 국선도나 명상 등은 심인성질환 치료에 도움이 된다는 연구결과는 있으나 탁월한 효과가 있다는 운동법은 아직까지 없다.

일부 곽림 신기공이나 명상수련법이 질병 치료에 도움이 되는 것은 일종의 중간 정도의 무의식 수련이기 때문이다. 명상이나 기공 등은 격렬한 운동이 아니라 고요한 상태에서 뇌파를 뚝 떨어뜨린 채 수련하므로 부교감신경을 활성화시켜 반 무의식 상태 속으로 들어가게 된다.

따라서 질병 치료에는 기공이나 명상이 더 효과적이라는 것을 알 수가 있다. 그러나 기공이나 명상을 통해 완전한 무의식 단계로 넘어가는 경우는 드물다. 대부분 의식을 주관하는 대뇌의 통제를 받아 실시한다.

자발 진동은 의식으로부터 시작되나 나중에는 무의식적인 운동으로 넘어가게 된다. 자발 진동이 시작되면 대뇌의식은 멈추게 되고 무의식을 주관하는 간뇌활동이 활발하게 된다. 간뇌가 활동하게 되면 각종 호르몬 기능이 정상화되어 내분비 기능이 좋아지고 자율신경기능이 회복되어 각종 질병이 치료되는 것이다. 기공수련은 자기가 수련하는 것이 아니라 기가 나를 수련시켜 주는 의미와 같다. 무의식 속에서는 우주파동과 코드가 일치하게 된다. 대자연은 막힌 것을 스스로 뚫어주고 아픈 곳이 있다면 치유의 에너지를 보내준다.

② 각종 난치병 및 불치병, 생활습관병에 탁월한 효과가 입증되어 있다.

타율 진동 통기법은 기공치료에 있어서 특별한 효과가 있는 것으로 입증되고 있다. 각종 시범 시 디스크 환자나 지팡이 없이 몸을 지탱하지 못하는 환자들이 자발 진동을 하고 나면 디스크가 완치되고 지팡이를 버리는 사례를 직접 목격할 수가 있다. 환자가 자발 진동으로 들어가면 명상상태, 기공상태, 입정상태로 진입을 하게 된다.

이러한 무의식 상태에서는 질병이 있는 부위에 우선 반응이 오게 된다. 머리에 문제가 있으면 머리에 진동이 오게 되고, 팔에 문제가 있으면 팔에 진동이 오게 된다. 대자연은 순통하는 것을 원한다. 통하지 않는 것은 부자연스럽다.

따라서 우주와 파동을 맞추면 부자연스러운 막힘 현상은 자연의 힘으로 통하게 하기 위해 진동이 일어나는 것이다. 그러한 진동은 병의 뿌리가 뽑힐 때까지 계속된다. 따라서 약물이나 마사지, 침이나 뜸보다 즉각적인 효력이 나오게 된다.

자발 진동 치료의 사례에 의하면 자발 진동은 위암, 후두암, 간암 뿐만 아니라 당뇨병, 심근경색, 저혈압 및 고혈압 등 생활습관병은 물론 각종 관절염이나 신경통, 신경 및 근육마비증, 비만 및 여성질환, 성기능장애 등 현대의학으로 곤란한 난치성질환들까지 놀라울 정도로 치료 효과를 보이고 있다. 일부 보고에 의하면 자발 진동요법으로 빙의 등 영적인 문제까지 효과가 있는 것으로 알려지고 있다.

③ 특이공능 개발에 탁월한 효과가 입증되었다.

특이공능이란 인간의 능력을 뛰어넘은 특별한 능력이나 재능을 말하는데 우리 주변에 이러한 능력을 가지고 있는 사람들을 흔히 보게 된다. 예를 들어 투시능력, 미래 예측능력, 질병 치유능력, 다른 사람의 마음을 읽는 타심통, 역사에 이름을 남긴 뛰어난 작품이나 정치가 등은 일종의 특이공능이 있었기 때문에 가능한 것이다. 또한 예수, 부처, 맹자, 공자, 노자 등 역사에 지대한 영향을 미치고 있는 성인들 역시 일종의 특이공능을 보유하였다고 볼 수가 있다. 특이공능 개발은 인간의 잠재능력 개발을 극대화 할 수 있는 가장 빠른 도구이다.

타율 진동 통기법을 하면 자연적으로 수련의 단계인 소주천, 대주천이 열리고 전신 경락이 소통될 뿐만 아니라 송과체가 자극받아 격발됨으로써 초인적인 능력을 가질 수 있는 전인적인 인간이 될 수 있는 것이다.

④ 편차율이 높다.

자발 진동은 위와 같이 뛰어난 질병 치료와 특이공능 개발에 탁월한 도구이나 원리나 절차를 무시하고 자발 진동을 할 경우 편차가 발생될 우려가 높다. 따라서 안전사항이나 주의사항을 준수하여 가장 안전한 방법으로 유도되고 수련되어야 된다. 자발 진동의 부작용은 이미 중국뿐만 아니라 국내에서도 많은 부작용이 나타난 바 있으니 주의해야 한다.

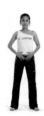

타율 진동 기공 치료의
핵심요소 3가지

　　타율 진동 기공치료는 일정한 조건을 갖추면 누구나 스스로 진동을 일으킬 수가 있다. 일정한 조건이란 심층의식이 나오게 하는 조건을 말한다. 타율 진동 통기법은 양성세계에서 음성세계로 넘어가는 것을 말한다. 다시 말하면 현재의식에서 무의식으로 전환되는 것을 말한다. 무의식상태에서 진동이 일어나기 때문이다.

　　수련계에서는 무의식상태로 넘어가는 것을 입정상태라고 한다. 입정상태란 공백상태로 대뇌의식이 완전히 멈추고 심층의식이 출현한 상태를 말한다. 타율 진동 통기법도 입정상태로 넘어가야 된다.

　　따라서 타율 진동 통기법을 유도하려면 어떻게 하면 빨리 입정상태로 유도할 수 있는가에 달려 있다. 입정상태가 되어야 우주의식과 파동이 일치되어 자발 진동을 유발할 수가 있는 것이다. 그렇다면 입정상태를 빨리 유도하고 자발 진동 통기를 유도하는 조건은 먼저 이완상태가 되어야 하고 다음은 집중상태, 그리고 강한 신념이 필수적이다.

위의 3가지를 자발 진동 수련법의 3대 핵심요소라 정의하고자 한다.

위의 3가지 중 한 가지라도 소홀히 하면 자발 진동이 쉽게 나오지 않는다. 일부 수련단체에서는 강한 의념만 가지면 뇌간이 진동을 일으킨다고 되어 있으나 쉽지가 않다.

핵심요소 ① 이완

이완은 신체적, 정신적인 이완을 말한다. 경락이 막혀 있으면 기혈이 순통하지 않아 육체가 긴장이 되고 정신 또한 긴장된다. 따라서 체계적으로 전신을 이완시킬 수 있는 방법들이 여러 가지가 있다. 최면이나 명상수련에서는 몸을 이완시키기 위해 머리에서부터 발바닥까지 순차적으로 이완하라고 명령하여 강제적으로 몸을 이완시키는 방법이 있는가 하면 국선도나 명상에서는 사전에 각종 스트레칭을 통해 전신을 이완시켜주는 수련을 수분 동안 실시한다. 몸이 풀려야 마음이 풀리고 전신이 이완되기 때문이다.

몸이 이완되면 경락이 순통되어 몸이 가벼워지고 편안해진 느낌이 든다. 이완이 되면 될수록 우주에너지와 파동이 일치되어 타율 진동 통기법을 유발하기 쉬운 상태에 도달되는 것이다.

따라서 타율 진동 통기법을 잘하려면 전신을 충분히 이완할 필요가 있다. 이 수련법에서 타율 진동 통기법은 9궁 통기법 동공과 정공수련을 마친 상태에서 실시되므로 쉽게 타율 진동 통기법이 발생하는 것이다. 따라서 별도의 이완절차 필요가 없이 기공사의 유도에 따라 즉시 자발 진동이 발생하게 된다. 전신의 긴장으로 몸을 쉽게 이완할 수 없는 경우도 있다. 이럴 경우에 복부와 척추를 충분히 풀어준 상태에서 이완을 시키면 쉽게 된다.

🎯 핵심요소 ② 집중

집중은 이완과 병행하여 매우 중요한 요소이다. 신체의 한 부위에 의식을 집중함으로써 다른 의식과 잡념을 멈출 수 있어 쉽게 정신의 파동이 안정되어 입정이 가능한 것이다. 집중수련은 별도로 하는 것이 아니라 이완 수련 시에 동시에 실시된다. 최면 시에는 최면사의 말에 집중을 하고 스님은 수련 시 목탁에 집중을 하고 단전호흡을 할 때 단전에 의념을 집중하는 것은 모두 이러한 원리이다.

집중력은 신체의 건강과 밀접한 관련이 있다. 주의가 산만하거나 집중력이 떨어진다면 척추가 바르지 않거나 두개골상의 문제점일 수 있으니 우선 먼저 바로잡고 수련에 임하는 것이 좋다. 집중도 과도하면 문제가 되는 경우도 있다. 특히 상단전 수련 시 상단전을 너무 과도하게 의식하고 집중하면 편차가 발생할 우려가 있으니 유의해야한다. 상단전 수련은 집중할 듯 말 듯 하는 느낌으로 집중해야 편차가 없고 부작용이 없게 된다.

🎯 핵심요소 ③ 신념

신념은 기적을 낳는다는 말이 있다. 강한 믿음은 무의식에 영향을 미쳐 자발 진동이 나오게 하는 핵심적인 관건이 된다. 신념은 일종의 의념력이다. 의념력은 일종의 에너지로 물질에 강력한 영향을 미치게 된다는 것을 이미 설명하였다.

필자는 수련 시 의념력에 대해 의심을 가지고 있는 분들에게 여러 가지 실험을 해보인다. 강한 의념으로 손가락이나 팔을 길어지게 할 수도 있고 짧게 할 수도 있다는 것을 시범으로 보여준다. 의념은 의도된 생각이고 신념은 믿음과 확신에서 나오는 강력한 생각이다. 따라서 강한 신념이 보다 중요하다.

타율 진동 통기법 수련 시 전신이 이완된 상태에서 강한 믿음과 신념으로 우주의 에너지와 파동이 일치되어 몸의 막힌 부위가 움직인다고 강한 신념을 가져야 한다. 그리고 순기자연으로 기의 흐름에 온몸을 그냥 맡겨야 한다. 무의식 상태가 되어야 한다는 것을 의미한다. 의식적으로 움직임을 방해하거나 저항을 하면 자율 진동 통기법 현상은 발생되지 않을 수도 있음을 명심해야 한다. 수련이나 질병 치료에서 강한 믿음과 신념은 가장 중요한 요소이며 관건이라는 것을 알아야 한다.

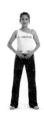

기감 유형에 대하여

　　기공수련이나 최면시술, 명상, 자율 통기법 수련 시 어떤 사람은 기감을 빨리 느끼고 반응이 오는데 비해 어떤 사람은 아무리 노력해도 최면이 걸리지 않거나 기를 못 느끼는 경우가 있어 매우 난감할 때가 많다.

　　따라서 기감을 못 느끼는 사람들은 기를 믿지 못하기 때문에 기를 부정하는 경우도 있다. 자신이 느끼지 못하므로 객관적인 사실이나 진리일지라도 부정하게 되는 것이다. 이런 애로사항은 심리학자들에게도 큰 문제였다. 금세기 최고의 심리학자라고 볼 수 있는 프로이드는 초창기에 최면술을 구사하여 무의식을 발견하고 심리치료에 적용하였으나 최면에 잘 걸리지 않는 사람들이 많이 있어 최면은 보편성이 결여되어 있다고 판단하고 학문의 방향을 돌렸던 것이다.

　　그러나 훗날 애릭슨은 은유법을 개발하여 최면에 걸리지 않는 사람도 쉽게 무의식에 접근하여 심리치료를 할 수 있는 기법을 개발하여 애릭슨 최면법으로 발전시켰고 오늘날 NLP심리학의 기초가 되어 더욱 발전되고 있는 것이다.

사람의 체질을 보통 4상 체질이라고 하는데 누구나 똑같이 태어나지 않듯이 기감의 민감성도 4가지의 종류가 있다. 어떤 사람은 기감에 민감한 반면 어떤 사람은 보통이고 어떤 사람은 전혀 민감하지 않는 경우도 있다. 이와 같은 유형을 기공 수련계에서는 기감유형이라고 하며, 최면에서는 최면감수성 또는 피암시성이라고 불린다.

기감 유형은 극민감형, 민감형, 보통형, 둔감형 등 4개 유형으로 나눌 수가 있다. 기감 유형의 분포를 보면 극민감형은 인구의 10%, 민감형은 20%, 보통형은 50%, 둔감형은 20%이다. 극민감형은 기의 민감도가 아주 강한 사람으로 기란 소리만 들어도 몸에 느낌이 있으며, 심지어 그의 몸에 심인성 질병이 있을 때 의념만 주어도 질병이 치료되는 경우가 있다. 따라서 극민감형은 최면에 아주 잘 걸리며 타율진동 통기법이 아주 잘된다. 의념만 가지고도 쉽게 자발진동 통기현상이 발생하게 된다.

▶ 극민감형인 사람들은 기에 너무 민감하기 때문에 쉽게 질병이 치료될 수도 있으나 또한 통제하기 힘든 어려운 상황이 발생될 수도 있으니 단계별로 기를 연마하여 스스로 통제가 되도록 해야 한다. 극민감형은 황인종에게 많으며, 머리가 노란 사람이 많다.

▶ 민감형인 사람들은 병 치료를 할 때 느낌이 좋으며, 기감이 빠르고 자발 진동 통기현상이 잘 발생하며 스스로 억제와 통제가 가능하

다. 병 치료 시 의념과 기 치료를 병행하면 쉽게 치료가 된다.

▶ **보통형**은 불민감형이라고도 한다. 보통형은 기감유형이 보통이며 기수련에서 열심히 수련을 해야 한다. 수련이 일정한 정도에 이르러야 효력이 나타난다. 보통형은 처음에는 자율진동이 잘 나오지 않으나 횟수가 증가할수록 민감형으로 바뀌게 된다.

▶ **둔감형**은 기의 느낌이 전혀 없거나 아주 늦은 사람들이다. 둔감형은 대부분 과학자들이나 일부 종교인들로 기를 무의식속에서 전혀 인정하지 않으려는 태도 때문에 발생하는 경우가 많다. 일종의 무의식적 저항으로 발생되는 것이다.

모든 사람들은 감각기능이 살아있고 충분히 개발시킬 수가 있다. 기는 보이지 않는 물질로 일반인들의 경우 믿지 않는 경우가 대부분이다. 하지만 기의 느낌을 조금이라도 인식하게 되면 마음과 태도가 달라져서 둔감형이라고 하더라도 수련에서 큰 발전을 가져오는 경우가 많다.

자신이 자발 진동을 못 느끼더라도 고민할 필요는 없다. 둔감형도 수련하고 개발하면 누구든지 100% 기를 느끼고 자발 진동을 통해 몸과 마음을 치료하고 특이공능을 유발할 수 있다. 오히려 둔감형이 기공수련에서 큰 공을 세운 사람들이 많다. 기감이 없다고 하여 기공치료가 되지 않는 것은 아니다. 기의 느낌은 의식 차원이 아니라 무의식 차원이기 때문이다. 기는 의식을 치료하는 것이 아니라 무의식 치료를 하는 도구이기 때문이다.

위의 기감 유형의 분류는 일반적인 분류다. 9궁 통기법 수련과 정공수련을 한 후 자발 진동을 시도해보면 대부분이 진동을 일으키게 되는 경우가 많다. 모든 것은 믿음과 신념에 따라 차이가 많이 발생할 수가 있다. 자신에게 느낌이 없다고 대부분이 느끼는 기를 믿지 않는다는 것은 참으로 어리석은 일이다. 기를 모르고 삶을 살아가는 것은 매우 위험한 삶이 아닐 수가 없다. 기는 생명이고 치유의 에너지이고 잠재능력 개발의 보고이기 때문이다.

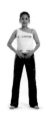

자발 진동 기공 치유 시
주의사항 7가지

자발 진동 기공치료는 기감 유형 중 극민감형과 민감형은 매우 빠르고 보통형과 둔감형은 조금 늦거나 매우 늦다. 자발 진동이 일어나면 곧바로 입정상태로 들어가는 것이며, 입정상태는 고급상태로 자연상태가 되는 것이다.

효과가 빠르기 때문에 이에 따른 부작용도 많이 발생한다. 자발진동 수련을 단체로 지도하는 지도자는 일정한 정도의 공능이 있어야 하며 자발 진동을 바로잡는 능력이 있어야 가능하다. 스스로 자발 진동을 수련할 때도 다음의 주의사항을 준수하여야 부작용이 없다.

① 집안이나 본인이 정신적인 질환을 가지고 있었던 사람은 부작용이 우려될 수 있으므로 자발 진동을 삼가야 한다.
② 심한 스트레스를 받은 후에 곧바로 자발 진동을 하면 안 된다. 이런 경우 9궁 통기법으로 몸과 마음을 편하게 한 후에 가능하

다.

③ 대중이 많이 모이는 장소에서는 수련을 엄금한다.

④ 자발 진동을 처음 하는 분들은 지도자의 교육을 받은 후에 하는 것이 안전하다.

⑤ 자발 진동 수련 시에는 반드시 무의식 프로그램을 짠 후에 해야 한다.

첫째, 나는 어떤 일이 있어도 크게 놀라지 않는다.

둘째, 나는 어떤 영상이 나타나도 크게 놀라지 않는다.

셋째, 나는 지금부터 몇 분 간 자발 진동을 수련한다.(5분 혹은 10 분으로 한정)

무의식 프로그램이란 수련 전에 반드시 다음과 같이 생각한다. 자발 진동수련은 고급단계의 수련으로 입정상태에서 수련하므로 갖가지 현상들이 나타날 수가 있다. 수련 도중 외부의 환경에 의해서 놀란다든지 아니면 수련 중 갑자기 이상한 영상이 나타날 수가 있다. 갑자기 놀란다면 기공편차에 의해 심한 부작용을 초래할 수도 있다. 만약 이상한 영상이 출현한다면 좋은 이미지로 바꾸어야 한다. 예를 들면 동물의 손이 나타난다면 엄마의 사랑스러운 손으로 생각하며 아픈 곳을 어루만지게 한다면 질병을 치료하는 데도 사용될 수 있을 것이다.

따라서 이와 같은 부작용을 방지하기 위해 수련 전에 위의 3가지를 마음속으로 외우고 수련한다면 무의식에 입력이 되어 스스로 통제가 된다. 또한 지도자 없이 수련을 하려면 시간을 마음속으로 반드시 정한 후에 해야 한다. 신기하게도 5분 하겠다고 하면 5분 후에 정지된다. 무의식의 힘은 참으로 신묘하다.

⑥ 자발진동 수련 시에 강제적으로 움직임을 멈추면 편차가 발생될 수 있으므로 의념으로 멈추도록 지시해야 하며 절대로 감각적으로 억지로 멈추지 말아야 한다.

⑦ 수련을 마친 후 반드시 마무리공을 한다. 자발 진동 수련 시에는 순서를 잘못 매겼거나 부작용으로 인해 통제가 곤란한 사람이 나타날 수가 있는데 바로잡는 방법을 터득하여 바로잡을 수 있어야 한다. 만약 통제를 하지 못할 경우 소란을 피우거나 기물을 부수거나 난동을 피울 우려가 있으며 부작용이 우려되기 때문이다. 다음은 몇 가지 바로잡는 방법을 소개한다.

– 수련자로 하여금 눈을 뜨게 해야 멈춘다. 자발 진동은 음성활동이다. 눈을 뜨면 양성활동으로 전환되므로 의식적으로 통제가 가능하게 되는 것이다.

– 두 엄지발가락으로 땅을 힘 있게 잡을 수 있도록 한다.

– 또한 꼭 내가 그것을 바로 잡을 수 있다는 강한 신념을 가져야 효력을 본다.

– 수련자의 청각은 어떤 경우에도 상실되지 않으므로 말로 적게 움직인다를 반복하여 점차 움직이지 않도록 해야 한다. 여기서 지도자는 간결성과 믿음을 가지고 처리해야 하며 다른 장소로 옮겨 에너지장을 바꿔주면 쉽게 정지한다.

- 수련자의 양어깨 견정혈을 의념으로 정지시킨다고 생각하면서 간결하게 3번 소리 내어 탁-탁-탁 친다.
- 수련자를 정지시키고 그로 하여금 주의력을 분산시키며 운동량을 늘려 밖에 나가 천천히 운동을 시켜야 한다.

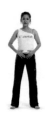

타율 진동 기공 치유의
신비한 작용

　　자발 진동 통기법이란 기공사의 강력한 외기를 이용하여 타인을 진동시켜 스스로 자발 진동이 일어나게 하는 방법이다. 자발 진동 통기법은 일종의 공능이 있는 기공사에 의해서 유발시키는 방법으로 강한 의념과 외기 발사능력을 갖추면 누구든지 유발시킬 수가 있다.

　　자발 진동 통기법은 기공의 정수라고 할 수가 있다. 강한 의념과 외기 발사능력은 꾸준한 수련을 통해 누구든지 능력을 구비할 수가 있다. 특별한 공능을 가진 사람만이 할 수 있는 분야가 아니다. 기공을 잘 이해하지 못하는 사람들은 자발 진동 통기법을 일종의 최면이라고 주장하기도 하고 간뇌의 작용이라고 하기도 하는데 전혀 틀린 말이 아닐 수도 있다.

　　하지만 자발 진동은 스스로의 에너지에 의해 발동을 하는 것이고 타율진동은 타인의 에너지에 의해 발동된다는 점에서 다르다. 원리는 비슷하나 격발방법에 있어서 차이가 있다.

타율 진동이 일어나는 원리는 강한 외기를 피술자의 각 부위에 주입을 하면 피술자는 강한 에너지가 들어오기 때문에 막혔던 경락을 뚫어주기 위해 진동이 일어나게 된 것이다. 마치 물이 나오는 호수의 중간을 차단하면 호수가 여기저기로 움직이는 것을 볼 수가 있는데 이와 비슷한 원리다. 의념력이 강한 기공사는 피술자의 몸에 손을 전혀 대지 않고도 단지 의념만으로 진동을 시킬 수가 있다.

공능이 일정한 정도에 이른 사람은 의념만으로 타율 진동을 시킬 수 있다. 의념은 기의 형태로 타인에게 영향을 미친다. 따라서 거리에 관계없이 타인에게 영향을 미칠 수가 있다. 한강변 반대편에 사람을 세워두고 외기를 발사하여 상대방을 진동하게 하거나 넘어뜨릴 수 있는 것은 결코 터무니없는 쇼나 짜고 하는 연극이 아니라는 것을 이해했으면 한다.

🎗️ 타율 진동이 일어나는 원리

타율 진동은 일정한 공능이 있는 기공사의 염력과 기력을 이용하여 환자의 막힌 혈도를 뚫어주는 과정에서 발생하는 진동이다. 진동이 일어나는 원리는 필자의 연구에 의하면 경락 타통설, 자율신경 반응설, 우주 공명설 등으로 함축해볼 수가 있다.

경락 타통설은 가장 일반적인 원리로 막힌 경락을 뚫어주는 과정에서 나타나는 진동현상이다. 실질적으로 경락이 많이 막혀 있거나 환자의 경우에는 기공사가 외기를 발사하면 쉽게 진동이 일어나는 경우가 있는데 설득력 있는 가설이라고 볼 수가 있다.

타율 진동이 일어나는 환자들을 조사해본 결과 환자의 느낌은 먼저 외기가 들어오면 몸이 나른해지면서 허공에 뜨는 기분이 든다고 한다. 마치 고무풍선에 공기를 넣으면 가벼워지고 위로 뜨는 것과 같은 이치다. 또한 자신이 의식을 하지 않더라도 스스로 진동이 발생하게 된다.

다음은 무의식을 주관하는 뇌간의 자율신경에 의해서 발생한다는 이론이다. 무의식은 의식의 강한 이완과 집중을 받을 때 명령을 수행하게 된다. 따라서 강한 의념으로 아픈 부위가 움직인다는 의념을 주면 자율신경은 운동을 시작하므로 진동이 발생하게 된다. 이 이론 역시 타당성이 있다고 본다. 건강한 사람들도 강한 의념으로 얼마든지 진동을 일으킬 수가 있기 때문이다.

마지막으로 우주 공명설이다. 이완과 입정상태에서는 우주에너지와 파동이 연결된다. 따라서 강한 에너지와 파동이 일치됨으로써 진동이 발생하게 된다.

따라서 진동의 원리는 위의 3가지가 상호 작용하면서 발생하게 되는 것이라고 볼 수가 있다.

🎐 타율 진동시 기를 넣어 치료하는 법

인체의 9궁은 모두 기의 반응에 민감하므로 외기발사능력이 있는 기공사들은 어느 궁이나 관계없이 기를 넣어 타율진동을 시킬 수가 있다. 필자는 등이나 목 등에도 기를 발사하여 타율 진동을 발생시킬 수 있다.

하지만 각 궁별로 기에 반응하는 궁이 각각 다르므로 초보자들은 기본궁과 응용궁을 활용하여 기를 넣어주면 도움이 된다.

타율 진동에 의한 기 치료는 9궁 통기법 수련에서 이미 활용하였던 9궁도에 기를 발사하여 질병을 진단하고 치료한다. 각 궁에 10cm 정도 떨어져서 자신의 오른손바닥으로 기를 탐지해보면 질병이 있는 궁은 서늘하거나 차가운 느낌이 든다. 질병이 없는 정상적인 사람들은 기를 넣어도 진동이 잘 발생되지 않는 경우도 있다. 또한 불민감형인 경우도 진동이 잘 발생되지 않는 경우가 있는데 진동이 일어나지 않는다고 하여 기 치료 효과가 나타나지 않는 것은 아니니 꾸준히 기를 넣어주면 반드시 효과가 있다.

기를 넣어주면 기를 받는 사람은 몸이 솜털처럼 가벼워지고 공중에 붕 뜨는 기분이 든다고 한다. 이와 동시에 자신도 모르게 급격히 진동이 발생되거나 기를 넣어준 후 한참 후에 진동이 발생되는 경우 등 다양한 현상이 나타나게 된다.

인내를 가지고 기를 발사하면 대부분 사람들에게 반응이 온다. 타율진동을 시켜 질병을 치료하는 방법은 전신성 질환일 때 특별한 효과가 있다. 기본적으로 기본궁에 기를 넣어주면 대부분 진동이 시작되나 기본궁에 기를 넣어도 반응이 없는 경우는 응용궁에 기를 발사하면 도움이 된다.

기를 넣어줄 때는 가볍게 해당 궁에 손을 얹고 강한 의념으로 '움직인다, 움직인다'를 생각한다.

⊙ 기본궁에 기를 넣어주는 방법

기본궁은 각 궁 중 가장 에너지가 잘 들어가는 곳으로 초보자들도 쉽게 넣을 수 있으며 리, 진, 감궁이다.

▶ **리궁**은 심장의 태양을 상징하는 중단전이 있는 곳으로 중단전은 기를 주관하는 곳이다. 오른쪽 손바닥 노궁을 리궁에 대고 왼손은 우주의 진기를 받으면서 기를 발사한다. 의념은 강렬한 태양을 생각하면서 에너지를 일치시키면서 기를 넣는다.

▶ **진궁**은 간이 있는 구역이다. 갈비뼈 사이의 기문혈이 있는 곳에 노궁이나 검지나 중지를 이용해서 기를 발사해준다.

▶ **감궁**은 하단전이 위치한 곳으로 오른손 노궁혈로 기를 넣어준다.

기를 넣어주는 방법은 한 손으로 넣어주는 방법이 있고, 양손으로 넣어주는 방법이 있다. 양손으로 기본궁에 기를 넣을 때는 왼손은 리궁에, 오른손은 감궁에 동시에 넣거나 리궁은 왼손, 감궁은 오른손으로 기를 넣는 방법이 있다. 기본혈은 타율 진동시 가장 기본이 되는 방법으로 누구나 일정한 수련을 하여 외기발사능력을 갖게 되면 진동시킬 수 있다.

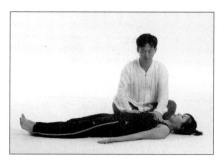

〈기본궁에 기를 넣는 방법〉

⊙ 응용궁에 기를 넣는 방법

기본궁에 기가 잘 들어가지 않는 경우 응용궁을 이용해서 진동시키는 방법이 있다. 사람에 따라 약간의 반응도 차이가 있으므로 응용궁을 최대한 활용한다면 크게 도움이 될 것이다. 응용궁은 왼손과 오른손을 모두 사용하여 기를 넣어준다. 건궁과 곤궁(천지정위), 진궁과 손궁(뇌풍상박), 태궁과 간궁(산택통기), 리궁과 감궁(수화불상사) 등의 방법이 있다.

① 건궁과 곤궁

건궁과 곤궁에 기를 동시에 넣는 방법은 천지정위의 이치에 따른 것이다. 하늘과 땅은 짝이고 짝이 만나면 변화하고 통하게 된다는 이론이다. 건궁과 곤궁에 기를 동시에 넣으면 기가 발생하면서 진동이 유발된다. 폐와 대장에 이상이 있는 사람들은 이곳에 기를 넣으면 쉽게 진동이 발생하게 되며 질병이 치유된다.

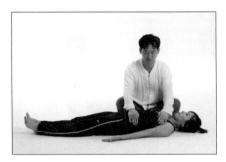

〈건궁과 곤궁에 기를 넣는 방법〉

② 진궁과 손궁

진궁과 손궁에 기를 넣는 것은 뇌우상박의 이론에 따른 것이다. 뇌우상박은 우레와 바람은 서로 가깝고 서로 따른다는 의미이다.

양손의 노궁혈로 진궁과 손궁에 기를 동시에 넣으면 우레와 바람이 일면서 막힌 혈도를 뚫어주는 효과가 있다. 간과 폐에 이상이 있는 경우 이곳에 기를 넣으면 쉽게 진동이 발생하게 된다.

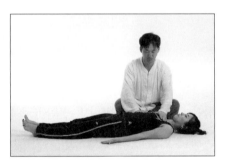

〈진궁과 손궁에 기를 넣는 방법〉

③ 태궁과 간궁

태궁과 간궁은 산택통기의 이론에 따른 것이다. 산택통기는 산과 연못은 기와 호흡이 상관되어 서로 표리관계에 있어 서로 통한다는 것이다. 이곳에 기를 넣어주면 전신에 기를 통하게 해주는 역할을 하며 대장과 비·위장 등 소화기질환이 있는 사람들에게 쉽게 진동이 발생되며 치유된다.

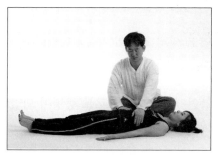

〈태궁과 간궁에 기를 넣는 방법〉

④ 리궁과 감궁

리궁과 감궁은 수화부상사의 원리로 상호 음양관계에 있고 상호 돕고 서로 따르고 짝을 이루는 관계에 있다. 리궁과 감궁은 기를 생성시켜 주면서 진동을 발생시키는 데 심장과 신장, 방광 기능에 이상이 있는 사람들은 이곳에 기를 넣어주면 쉽게 진동이 발생한다.

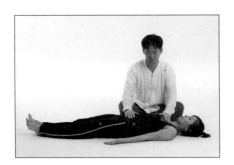

〈리궁과 감궁에 기를 넣는 방법〉

　이상과 같은 타율진동으로 기공치료를 하는 방법은 기공치료의 진
수라고 할 수가 있고 세계 최고의 기공치료법이다. 이 방법으로 수많
은 사람들을 실험에 참가시킨 결과 진동이 발생하고 또 질병이 치유
되는 것이 직접 확인됐고 과학적으로도 증명이 되었다.

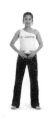

'놀라운 효과'
기공 치료법 6가지

기공치료에 도움이 되는 수법은 수없이 많다. 다음은 중국의 기공치료법 중 가장 일반적이고 뚜렷한 효과가 있는 중화양생익지공 기치유법과 국내 기공치료법 중 효과가 인정된 기공치료법을 소개하니 기공치료에 활용하면 크게 도움이 될 것이다.

기공치료에 성공하려면 환자는 최대한 이완상태가 되어야 하며 시술자는 우주와 파동을 연결하는 입정(무의식)상태에서 치료해야 효과가 높아진다. 또한 반드시 피부호흡을 함으로써 자신의 에너지를 뺏기지 않도록 하고 자신의 기를 이용하는 것이 아니라 우주의 에너지를 이용해서 치유에 활용해야 한다.

① 국부적인 사기 제거법

국부적인 질환이 있을 때 병 부위에서 사기나 병기를 빼내는 방법이다. 의념으로 다섯 손가락에서 기가 나온다고 생각하고 병기의 목을 잡고 고무줄처럼 매어 땅속에 깊이 묻는다. 사기를 더 끌어당기지 못할 정도로 밖으로 당긴 뒤 병기를 땅에 뿌리치면서 땅속에 들어가라고 의념을 준다. 손바닥 노궁으로 병 부위를 탐지하면서 서늘하거나 저리거나 찌르는 것 같거나 더워지거나 하는 이상한 반응이 없어질 때까지 한다. 기를 볼 줄 아는 사람은 기가 연기처럼 끌려나오는 것을 볼 수가 있다. 병이 심할수록 기장은 어두운색이다. 중화양생익지공에서는 위의 방법을 신선일파조라고 하며 신선의 손이라는 의미가 있다.

② 약장요법

약장요법이란 기공사의 손바닥 노궁을 환부에 직접 올려놓고 기를 발사하여 치료하는 방법으로 가장 일반적이고 효과가 있다. 국내에서는 포기법이라고 하고 중국에서는 마장요법이라고 불린다.

각종 통증은 마술처럼 즉시 사라지는 효과가 있는데 기를 발사하는 가장 일반적인 치료법이다. 기를 발사할 때는 의념과 호흡이 병행해야 효과를 발휘할 수가 있다. 피부호흡으로 우주의 진기를 채집하여 하단전에 끌어들여오고 호흡을 내쉴 때 자신의 노궁으로 환부에 기를 발사한다.

이때 만약 통증을 치료한다고 할 때는 소염지통완쾌라는 6자 진음을 생각하면서 발사한다. 소염지통완쾌라는 말은 통증은 소실되고 염증이 사라지라는 의미가 있다. 치료 원리는 에너지 원리에 있다.

기는 일종의 전기와 자기 형체를 띠는 것으로 높은 데서부터 낮은 곳으로 흐른다.

기공사의 손에서 발생되는 에너지장은 강하고 환부의 기장은 약하다. 따라서 강한 에너지를 발사하면 환부의 병기, 탁기가 빠져나가고 강한 기장으로 전화되어 치료가 되는 것이다. 환부에 대고 있으면 따뜻해지거나 통증이 없어지는 효과가 즉시 나타난다. 암이나 종양 결석 등은 약장요법으로 치료가 가능하다. 필자는 국내의 유명 뮤지컬 스타를 약장요법으로 수술해야 할 정도의 담석을 녹여 치유한 사례가 있다. 암이나 결석을 치유할 때는 '화' 소리를 속으로 내면서 기를 발사한다. 물체가 변하거나 녹아서 기체로 된다. 30분, 30분 쉬고, 30분, 30분 쉬고를 반복하면 종양이 줄어든다.

③ 병기 쓸어주기

병기 쓸어주기는 전신적인 질병 치료에 사용하는 기공치료법으로 자신의 노궁에서 나오는 외기를 이용해서 양손바닥으로 환자의 머리에서부터 발끝까지 기를 쓸어서 사기나 독소를 제거시켜 치료하는 방법이다. 일반적으로 전신질환인 한병, 냉병, 관절, 풍습, 산후풍, 디스크, 류마티스, 반신불수, 중풍 후유증에 사용된다.

【하는 요령】
1. 환자의 오른쪽에 선다(허리띠 부위 중앙).

2. 노궁이 나를 향하고 용천으로부터 우주의 진기를(들숨에), 날숨에 용천으로 보내 땅에 묻는다.
3. 손등을 위로 올리고 얼굴까지 다시 내린다. (환자의 기를 넣어주면서)
4. 다시 발끝에서 손등을 위로 하고 하단전까지 기를 넣어준 후 시계방향으로 기를 넣어준다.

④ 파동요법

의념으로 스승이나 신을 불러 치료하는 법으로 원래 최고급 공법과 통령방법으로 사용된다. 생물이 매순간 발사하는 파동은 시간과 공간의 제약을 받지 않는다. 기의 특성이 투과성과 잔존성을 가지고 있기 때문이다. 특히 교회의 안수치료는 파동요법으로 주님과 파동을 일치시켜 주님의 이름으로 치료되므로 효과가 높다.

【하는 요령】

1. 반드시 입정(명상)상태에서 의념으로 스승이나 자신이 모시고 있는 분들에게 도와달라고 기도한다.
2. 암 등 난치성 질병 치료 시 목적 있게 절대자나 스승과 파동을 일치시켜야 하고 존경하는 마음을 가져야 한다.
3. 스승이나 신과 파동이 연결되면 자신의 에너지가 증폭되는 것을 스스로 느낄 수가 있다. 치료할 때 나의 생각, 치료방법은 일종의 스승이나 신이 하는 것이다. 따라서 통령도 된다.
4. 목적 달성 후에는 스승이나 신을 모셔 보낸다.

⑤ 의념력을 활용하여 난치병을 치료하는 방법

의념은 생각의 에너지를 이용하여 난치병을 치료하는 밀법으로 그 효과는 이미 현대과학으로도 입증되고 있다. 암 치료의사 칼 사이몬 은 상상요법을 이용하여 수많은 암 치료에 성공하고 있으며, 현재 많 은 분들이 상상요법으로 암 치료에 활용하고 있다.

여기서 소개하는 의념력 치료법은 이미 뚜렷한 효과를 가져올 수 있고 이미 입증된 치료법이다. 의념력을 활용하려면 평소에 의념력 을 강화하는 수련을 하여 일정한 경지에 도달하면 더욱 효과가 높을 것이다. 의념력을 활용할 수 있는 수법에는 의침, 의수, 의화, 의석, 의방, 의초 등이 있다. 생각의 침이나 물, 풀, 돌, 종이 등에 의념을 넣어 질병에 활용하는 방법으로 뛰어난 효과가 있다. 일반인들에게 알려진 부적은 의방요법이다. 과거에는 미신으로 치부한 경우가 많 았는데 최근에는 양자의학의 발달로 과학성이 입증되고 있다. 최근 실험결과 정성을 다해 그린 달마도에서 강한 기가 나온다는 것을 확 인한 바 있다. 정성을 다해 쓴 부적은 분명히 파장의 영향으로 특별 한 효과가 있다. 특히 인과병, 사병, 빙의병을 치료할 때 높은 기공사 에 의해 작성된 밀방요법은 효과가 뚜렷하게 나타난다. 의방요법은 일정한 공능이 있는 사람들이 사용해야 효과가 있으며, 일반적인 상 술로 인터넷 등에서 팔고 있는 부적은 아무 효과가 없다는 것을 인식 해야 한다.

⑥ 특음 치료법

티벳수련법 중 밀종공은 고차원의 고급공법으로 알려져 있다. 그 수련법 중 옴마니반메훔을 주문처럼 외우는 수련법이 있는데 국내 종교에서도 활용하고 있는 수련법으로 꾸준히 하면 효과가 있다.

【하는 요령】

1. 옴 - 음은 육자음의 첫 자로 지혜와 쾌락으로, 그 음은 입안에서 돌면서 웅글진 소리가 난다. 때문에 칠교(7가지가 열린다), 귀, 눈, 코, 머리, 편두통 치료에 효과가 좋다.
2. 마 - 음은 입을 열며 후두의 진동으로 후두병, 경부 등을 다스려 기침, 기관지염, 견주염, 오십견 등의 병 치료에 효과가 있다.
3. 니 - 음은 발음으로 가슴이 진동되며 가슴에 활력이 좋아져 심기, 가슴이 답답하고 폐병, 고혈압 등에 효과가 있다.
4. 반 - 음은 기가 하단전에 들어오는 감과 내려가는 느낌이 들며 명문, 척추 등에 온온한 감을 주어 허리병, 신염, 척추염에 효과가 좋다.
5. 메 - 음은 허리병, 간병, 위장염, 설사 등에 좋다.
6. 훔 - 음은 음기가 상행되니 두 다리로 기가 내려가는 느낌을 용천까지 느낄 수 있다. 때문에 관절염, 하지통 등 류마티스 등의 질병에 효과가 좋다.

제 8 장

생활습관병·난치병 이기는
치유 기공법

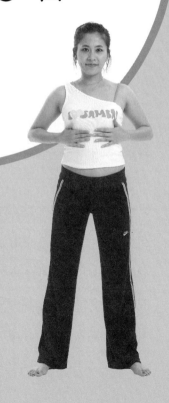

기 치료는
무공해 치료법

　　암, 고혈압, 당뇨, 고지혈증, 뇌졸중 등은 과거에는 성인들에게만 발생하였으므로 성인병이라고 하였다. 하지만 최근에는 어린이들에게까지 발병하게 됨으로써 성인병이라는 용어에서 생활습관병이라는 명칭으로 바뀌게 되었다.

　　과거의 농경사회나 산업화시대에는 육체적인 노동 위주의 생활에서 21세기 정보화시대로 전환하면서 정신노동 위주로 직업구조가 변화됨으로써 운동부족과 식습관의 변화와 각종 스트레스가 성인병의 주원인이 된 것이다.

　　생활습관병의 원인은 운동부족, 식습관, 스트레스로 인한 면역력의 저하가 주원인이라고 단정할 수가 있다. 따라서 생활습관병은 병원이나 의사가 고치는 것이 아니라 자신이 고치는 것이라는 것을 인식할 때가 되었다. 최근에 증가하고 있는 자가면역성질환인 에이즈, 아토피, 루푸스, 천식, 류머티스성 질환 등도 역시 생활습관병의 일종이다.

또한 우울증, 강박증 등 정신성 질환도 생활습관질환에 해당된다. 인체는 태어날 때부터 세포핵 속의 DNA속에 자신을 외부환경으로부터 지킬 수 있는 극도의 면역력과 자연치유력을 가지고 태어났다.

유전자의학의 발달로 암 등 각종 난치성 질환의 원인은 어떤 원인에 의한 DNA프로그램 변경으로 밝혀졌다. 또한 DNA의 변화가 없다고 하더라도 해당세포의 활성화와 비활성화가 보다 중요한 역할을 한다고 한다.

세포가 정상적인 활동을 하여 단백질을 생산하고 세포분열을 하고 에너지를 발생시키기 위해서는 DNA프로그램이 잘 작동되어야 한다. 세포핵 속의 DNA를 보호하고 활성화시키기 위해서는 모든 세포에게 적절한 혈액이 공급되어 산소와 영양분이 공급되어야 하고 DNA프로그램을 작동할 수 있는 생기가 공급되어야 한다. 혈액순환이 잘 되고 영양분이 잘 공급되고 있다고 하더라도 생기가 부족하면 세포는 비활성화 되어 질병을 유발하게 되는 것이다.

유전자 의학의 발달로 기공수련과 기 치료가 질병치유의 핵심이 되어가고 있다는 것을 인식해야 한다. 기공수련을 하면 두절된 경락이 타통됨으로써 세포에 필요한 산소와 영양공급은 물론 끊임없는 생기를 공급하게 됨으로써 비활성화 된 세포를 활성화시키고 DNA프로그램이 정상 작동되도록 하는 데 직접적으로 영향을 미치기 때문이다.

기공수련과 기 치료의 의료 효과는 유전자의학이 발전될수록 더 과학화되고 안전한 치료 의술이 될 것으로 확신한다.

이러한 질병의 메커니즘으로 볼 때 기공수련과 기 치료가 얼마나 과학적인 의술인지를 알 수가 있다. 기공수련과 기 치료는 수천 년간 전해 내려오는 민중의술의 꽃이라고 할 수가 있다.

서울대학교 서정범 교수는 수천 명의 기공사를 연구한 결과 기공은 무공해 의술이라고 단정 지은 바 있다. 아직도 수많은 사람들이 기 치료를 통해 난치병을 극복하고 있으나 과학성이 없다는 이유로 국내에서는 아직까지 정식 치료술로 대접을 받지 못하고 있는 실정이다.

현대과학이 아무리 발전하였다고 하더라도 우주의 신비를 밝혀내지 못하고 있으며, 신의 존재를 과학적으로 입증하지 못하고 있다. 과학적인 입장에서 보면 종교를 믿는 사람들은 비과학적인 것으로 정신병원으로 보내야 할 것이다. 하지만 현대과학은 종교가 발달된 국가나 신앙심이 강한 과학자들에 의해서 발전되는 경우가 많이 있다. 참으로 모순 속의 모순이 아닐 수가 없다. 종교의 발달은 직감과 영감에 의해서 신의 존재를 믿게 되었으며 동양의학의 경락이론에 의한 기 치료 역시 직감과 영감에 의해 발전된 학문으로 거의 완벽에 가깝다고 할 수가 있다.

직감과 영감에 의해 발전된 동양의학이 서양의학을 능가하는 의술로 바뀔 날도 멀지 않았다. 난치성 질환에 한계를 느낀 서구에서 동양의학에 눈을 돌려 대체의학이라는 이름으로 활발하게 연구하고 있으며, 뚜렷한 의료성과를 거두고 있다고 한다.

또한 서구인들의 70% 이상이 대체의학을 이용하고 있다고 한다. 그중에서 경락과 기 치료는 핵심적인 대체의학으로 떠오르고 있다. 현대식 병원에서도 기 치료를 하고 있는 병원이 늘어가고 있고 쉽게 접할 수가 있게 된 것이다. 아직도 기공수련이나 기 치료를 비과학적이라고 치부하는 사람들이 있다면 그런 사람들의 질병은 치료하기 힘들 것 같다.

과학의 발달로 현대인들은 직감과 영감을 잃어가고 있다. 따라서 실험되고 검증되지 않으면 믿으려고 하지 않는다. 현대인들은 대부분 강력한 최면수단인 매스컴에 의해 집단최면에 걸려 있다.

각종 드라마에 아픈 환자가 발생하면 무조건 병원으로 후송되거나 약을 먹는 장면들이 연출된다. 따라서 일반인들도 아프면 병원이나 약을 먹어야 한다는 것이 무의식 속에 저장되어 버렸다.

따라서 사소한 두통이나 배의 통증에도 일단 병원에 가서 정밀검사를 받아야 안심을 한다. 그래서 항상 병원은 만원이다. 진짜 수술 등 치료를 받아야 할 응급환자는 입원실이 없어 입원하지 못하는 사례가 발생되는 것이다. 이제 생활습관병을 극복하기 위해서는 최면에서 벗어나야 한다. **생활습관병 등 면역성질환은 기공수련과 무공해 기 치료를 통해 병원 도움 없이도 얼마든지 극복할 수 있다는 것을 깨달아야 한다.**

필자는 수년 간 기공수련과 기 치료를 해오면서 암, 에이즈, 당뇨, 고혈압, 뇌졸중, 자가면역성질환, 정신질환 등은 병원에 가지 않고도 얼마든지 스스로 혹은 기공사의 도움을 받아서 완치될 수 있다는 사실을 깨달았다.

기 치료는 특별한 사람이 하는 것으로 알고 있다. 하지만 9궁 통기법 수련을 한 달만 꾸준히 하였다면 기 치료를 할 수 있는 에너지를 보유하게 될 수 있을 것이다.

여기 현대의학에서 불치병으로 여기고 있는 생활습관병과 난치병을 기공수련과 기 치료를 통하여 치유할 수 있는 방법을 소개하니 암, 에이즈 등 무서운 질병에 걸렸다고 하더라도 두려워하지 말고 즐거운 마음으로 극복하고 쾌유될 수 있도록 활용하기 바란다.

질병에는 수천 가지의 질병명이 있다. 다음에서 소개하는 8가지 질병만 극복할 수 있는 원리를 터득한다면 어떤 질병도 스스로 치유할 수 있다고 본다.

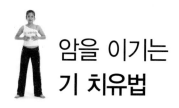

암을 이기는
기 치유법

　　암은 현대인들에게 가장 무섭고 두려운 질환이다. 통계에
의하면 사망자 4명 중 1명이 암으로 사망한다고 한다. 핵가족 제도로
자녀가 2명인 가정에서는 1명이 암으로 사망할 수 있는 통계다. 가장
사랑하는 가족 중 1명이 암으로 사망한다는 것은 결코 남의 일이 아
니다. 자기 자신이 암에 걸릴 수도 있는 것이다.

　　하지만 이러한 심각성에도 불구하고 암에 대한 정책적 연구는 미
미하다. 국가를 방위하는 예산은 천문학적인 예산이 편성되어 있어
도 전쟁보다 더 무서운 암질환에 대해서는 관용적인 태도를 취하거
나 방관적인 태도를 취하는 것이 현실이다.

　　암은 전쟁에서 사망한 숫자보다 더 많은 생명을 앗아가고 있으며
심각한 공포의 대상이 아닐 수가 없다. 암 치료에 선봉적인 역할을
하고 있는 현대의학은 암 치료 등 불치병에 더 이상 진전을 이루지
못하고 있다. 암 치료의 3대 요법인 수술요법, 방사선치료, 항암제 치

료에 대한 부작용이 미미한 수술 장비나 약물이 개발되고 있다고 하나 아직 암환자 중 초기 암인 경우에 한해 치료율이 50% 미만이라고 한다. 경제적인 문제나 의료 혜택을 받지 못하는 곳에 살고 있는 사람들에게 초기 암을 발견한다는 것은 거의 불가능한 요구다. 따라서 암을 정복하기 위해서는 근본적인 대책이 필요하다고 본다.

이제 진정한 국민의 건강과 복지를 위한다면 암에 대한 국가정책과 인식이 변화되어야 한다. 국가가 위급할 때 정규군이 작전에 실패하면 비정규군을 통해 반전시킬 수도 있다. 우리나라의 역사를 살펴볼 때 임진왜란 등 각종 왜군 침입 시 정규군이 패배하자 전국에서 각종 의병장들이 일어나서 나라를 지켜냈듯이 질병에 대한 전쟁도 마찬가지다. 정규군이라고 할 수 있는 의료기관의 힘으로는 이미 한계에 도달하였다. 따라서 제도권이든, 비제도권이든 모든 힘을 합쳐 총력전으로 맞서야 한다.

국내외적으로 문헌적 고찰과 사례를 살펴보면 기공 등 각종 대체의학으로 암이 치료될 수 있다는 것이 확인되고 있다. 최근 일본을 중심으로 면역요법 등을 통해 암을 극복한 사례가 증가하고 있는데 면역력을 극대화시키면 자연치유능력에 의해 암은 퇴치될 수 있다는 이론으로 가장 설득력이 있는 접근방법이다. 기공이나 명상, 수기요법, 식이요법 등 각종 민간요법은 근본적으로 면역력을 증진시켜 질병을 치료하는 근본요법이라고 할 수가 있다. 다음은 면역학과 자연치유력의 입장에서 본 암의 발생 원인과 치유의 방향, 그리고 사례

등을 살펴보자.

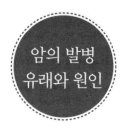

암의 발병
유래와 원인

　암을 말하는 cancer는 원래 히포크라테스시대의 라틴어 karkinos, 즉 '게(crab)'에서 온 말이다. 게가 옆으로 기어다니듯 잘 커지기 때문으로 보인다. 동양의학에서는 암을 딱딱하게 튀어나온 바윗돌 같다는 뜻으로 '암' 또는 '嵒'으로 썼으나, 남송(南宋) 시대에 이르러 '癌'이라는 글자로 쓰기 시작하여 지금에 이르렀다. 즉, 암을 바윗돌 같이 단단한 병 덩어리로 본 것이다. 다시 말하면 경락에 기가 통하지 않아서 뭉치고 쌓여 기혈과 혈어와 담음의 울체로 본 것이다.

　현대의학에서는 동서양을 막론하고 유전자의학의 발달에 힘입어 암은 유전자의 돌연변이에 의한 치명적인 결함에 의해 발생하는 질병으로 정의하고 있다.

　암세포는 정상세포의 유전자(gene)와 암을 일으키는 항원(antigen)이 발암인자에 의하여 전자(electron)를 빼앗긴 다음, 부족한 전자를 보충하기 위하여 남아있는 전자를 서로 주고받아 결합함으로써 이렇게 생긴 암세포에 적절한 제동이 걸리지 않으면 드디어 종양으로 자란다. 세부적으로 말하면 인체의 가장 작은 조직인 원자는 원자핵과 그 주위를 돌고 있는 전자로 이루어져 있다. 원자 안에는 양성자와 중성자 등이 들어 있다.

전기적으로 음성인 원자핵 속의 양성자와 숫자를 맞추어 균형을 이루고 있는데 이때 원자가 전자를 한 개라도 잃으면 균형이 깨져 불완전해진다.

DNA에서 전자를 빼앗겨 변이가 일어나는 데다가 동시에 누구나 가지고 있는 몸속의 암 항원도 전자를 빼앗기기 때문이다. 다음에는 일단 전자를 빼앗긴 정상세포의 DNA와 암 항원은 전자를 다시 보충하지 않으면 안 된다.

이때 전자가 부족한 DNA와 암 항원이 가까이 있으면 자신에게 남아 있는 전자 한 개씩을 서로 주고받아 나누어 갖기 위하여 결합해버린다. 이것이 암세포가 발생하는 양식이다. 체내가 건강할 때에는 정상세포의 DNA와 암 항원은 전자를 잃지 않는다. 그러나 전자를 잘 빼앗는 물질들이 외부에서 지나치게 많이 들어오거나 체내에서 지나치게 많이 만들어지면 즉, 체내에서 분해하여 해독할 수 있는 한계를 넘어선다면 DNA와 암 항원으로부터도 전자를 빼앗게 된다. 전자를 빼앗긴 원자는 인접 원자와 비정상적인 결합을 하게 됨으로써 유전자의 돌연변이가 발생하여 이상세포 증식이 일어나게 된다.

유전자를 변이시키는 요인은 첫째 발암물질 환경인자로부터의 공격, 둘째 암 바이러스에 의한 공격, 셋째는 스트레스와 활성산소에 의한 DNA의

수복력 약화라는 것이 현대의학의 중론이다. 최근에 유전자의학의 발달로 유전적인 영향이 있는 것으로 알려지고 있다.

🎯 **환경인자로부터의 공격과 산소부족** : 환경의 변화가 유전자 변이의 원인이 되는 것을 말한다. 즉 자외선, 방사선, 열, 화학물질 등의 공격으로 정상적인 세포분열이 이루어지지 못해 암이 발생된다는 것이다. 특히 우리 인체에 가장 영향을 미치는 큰 원인은 각종 가공식품에 포함되는 환경호르몬이다. 환경인자는 발암인자다. 발암인자가 체내에 들어와도 충분한 산소가 공급된다면 DNA를 변형시킬 수가 없다. 따라서 산소공급 부족은 발암물질과 병행하여 직접적인 요인이라고 볼 수가 있다. 독일의 생화학자로 세계적인 암연구학자이며 노벨상을 받은 바 있는 '바르부르크(Otto Heinrich Warburg)' 박사는 다음과 같이 주장하였다.

"암세포의 발생은 산소 부족에 있다고 확실히 단정하고 있다. 인체의 세포는 공기 중에 산소가 있어야 하는 유산소(aerobic)생활을 하고 있기 때문에, 산소가 부족하면 생명을 이어가려고 하는 생체 내의 세포는 변화를 일으키고 해당 작용(glycolysis)을 비롯하여 무산소(anaerobic) 생활로 바뀐다. 이렇게 바뀐 세포의 핵은 암세포의 핵과 일치한다고 생각한다."

또한 스트레스 학설로 유명한 캐나다 몬트리올대학 의학부의 '셀리에(HansSelye)' 교수는 "혈관을 가볍게 묶어 생체 장기에 들어오는 혈액의 양을 줄이면, 그 장기에 병적인 변화가 일어난다. 즉, 혈액의 유입량을 줄이면 산소의 운반체인 '헤모글로빈'의 공급량이 줄어든다. 그래서 산소 부족이 일어난다."고 했다.

일본 태생으로 미국에서 활약했던 세계적인 병리학자 '노구치 히데요' 박사도 아래와 같은 명언으로 만병일원론(萬病一原論)을 주창한 바 있다.

"만병은 한 가지 원인에서 발생한다. 그것은 '산소부족(hypoxia)'이다."

생성물이 노폐물로 되어 체내에 쌓이기 때문이다.

암 바이러스에 의한 공격 : 암의 원인 중 10~15%는 바이러스에 의한 것이라고 한다. 그중 가장 많은 것은 B형 바이러스 'HPV', C형 간염 바이러스 'HCN', 다음이 백혈병 바이러스 'HTLV-1'이다.

바이러스 침투에 의한 발병률은 크게 높지 않지만 술이나 담배를 많이 피우는 사람에게 많이 발병되는 요인이다. 바이러스 등 각종 세균에 의한 요인은 면역력 약화와 직접적인 관련이 있다. 인체에 침입한 각종 세균이나 바이러스는 면역력이 높다면 크게 문제가 될 것이 없다. 1960년 경 독일의 위생학자 펫텐코펠은 "저항력이 강하면 세균이 있어도 병에 걸리지 않는다."고 주장하면서 파스테르와 논쟁하던 중 공개시험장에서 콜레라균을 실제로 마셨다. 그의 말대로 설사만 했을 뿐 콜레라에 걸리지 않았다고 한다.

🦠 스트레스와 활성산소에 의한 DNA 수복력 약화 : DNA 변

형에 가장 영향을 미치는 요소가 바로 활성산소와 스트레스다. 사람이 마시는 산소에는 약 2%의 활성산소가 포함되어 있다. 또한 사람이 몸속에서 에너지를 창출할 때 자동적으로 미토콘드리아에서 발생한다. 인체는 간에서 SOD효소를 만들어 활성산소에 대항한다. 과도한 운동과 식사는 활성산소를 만들어내는 주범이다.

스트레스가 암의 직접적인 요인이라는 논의가 갈수록 설득력을 얻고 있다. 일반 의료계에서도 과거에는 스트레스 요인을 40% 정도 두고 있었으나 현대에는 90%로 보고 있다. 암 치료의사 칼 사이몬튼의 암 발생의 심신 상관모델에 의하면 우울이나 절망감 등 심리적 스트레스는 대뇌 변연계를 거쳐 시상하부에 영향을 미쳐 면역 활동을 억제하고, 뇌하수체에서는 호르몬 불균형을 만들어 내분비 조직을 문란시킴으로써 이상세포를 증가시켜 암세포를 발육한다는 이론이다. 칼 사이몬튼은 신념의 전환을 위한 이미지요법으로 암 치료에 많은 성과를 올리고 있다.

또 다른 학설로 스트레스 학설을 처음으로 제창한 '셀리에' 박사에 의하면 인간뿐만 아니라 다른 동물에서도 정신적인 스트레스로 불안정한 정신 상태에 빠지면 호르몬(특히 뇌하수체 전엽과 부신)의 분비에 불균형이 일어나 혈액의 pH가 낮아지고, 온몸은 산소부족 환경에 빠져 병에 걸린다고 했다. pH가 낮아진다는 말은 수소이온이 많아진다는 뜻이다. 즉, 스트레스가 일으키는 가장 큰 장해는 산소 부족을 일으켜 수소 이온을 많게 하는 것이다. 스트레스를 받으면 저절로 호흡이 얕아지며 설상가상으로 산소 부족은 더 심해진다.

유전적인 요인 : 현재까지 밝혀진 암 유전자는 폐암, 자궁경부암, 유방암, 대장암 등이다. 폐암 관련 유전자는 15번과 1번 염색체에 위치하고 있다. 폐암의 주요 원인은 90%가 흡연자이나 전혀 피우지 않는 사람들도 폐암에 걸리게 되는데 가족력이 있는 살람들은 2~3배 발병위험이 높은 것으로 알려지고 있다. 따라서 여러 외부환경과 대사 관련 유전적 인자가 결합되어 작용할 것으로 추정하고 있다.

자궁경부암 관련 유전자는 17번 염색체에 위치하고 있다. 자궁경부암의 중요한 원인은 인유두종바이러스(Human Paillomavirus)의 감염 원인으로 밝혀지고 있다.

유방암은 한국의 경우 2번째로 흔한 암으로 분류되고 있다. 유방암 관련 유전자는 17번과 13번 염색체에 위치하고 있다.

대장암 관련 유전자는 한국에서 4번째로 흔한 암 사망원인으로 급격히 증가하고 있는 암이다. 대장암 관련 유전자는 17번과 2번 염색체에 위치하고 있다.

암은 유전적인 소인은 있으나 면역력이 유지될 때는 발생하지 않게 된다. 유전적으로 취약하다고 해서 반드시 암으로 연결되는 것은 아니다.

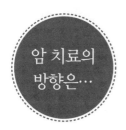

암세포는 일반적인 정상세포와 다른 양상을 보이고 있다. 암세포의 주변에는 심한 악액질이 형성된다. 실제로 암으로 인한 사망의 약 50%는 악액질이 심한 중에 세균과 바이러스에 의한 2차 감염증이라 한다.

또한 정상세포는 생체에서 세포 분열을 50~100회 한 다음에는 그 이상 분열을 할 수 없게 되어 그것으로 생을 마감한다. 그러나 암세포는 정상세포처럼 분열의 한계가 없이 무한히 분열해 가서 늘어나기만 한다. 암세포는 또한 모세혈관을 왕성하게 만들어 스스로 생존 능력을 강화시키고 있다. 정상적인 세포는 산소가 있어야 생명을 유지할 수가 있으나 암세포는 산소가 없는 조건하에서 진행되며, 일단 증식된 후에는 산소부족현상이 더욱 심해진다. 정상세포와 달리 이산화탄소가 부족하면 곧 죽어버린다.

또한 체질의 경우 정상적인 체질은 약 알칼리성을 띠고 있으나 암세포는 완전히 산성으로 변모된다. pH가 6~5.5까지 내려간다. 정상 세포는 이런 산성에서는 살지 못한다.

암세포는 온도에 취약하다. 즉, 43.5도만 되면 암세포는 죽는다. 암세포 주변에는 온도가 낮아 체온이 낮은 것이 특징이다. 이 특성을 이용한 것이 온열요법(hyperthermia)으로서 일부 암에서는 가정에서도 손쉽게 응용할 수 있다. 암환자의 심리상태는 호르몬의 저하로 인해 활력과 삶의 의욕이 떨어져 있다.

그렇다면 과연 암의 치료 방향은 어떻게 진행돼야 할까?

발암요인과 암세포의 특성을 통해 현재까지 암 치료의 방향은 다음과 같다. 현대의학으로는 직접 암세포를 공격하는 방사선요법과 수술요법이 주류를 이루고 있다. 또 신약을 개발하여 암 주변 모세혈관을 자라지 못하게 하여 고사시키는 방법이 유행되고 있으며, 첨단 장비에 의해 암세포만을 대상으로 공격하여 직접 치료하는 기술이 개발되어 활용되고 있다. 그러나 아직도 우리 주변에는 암으로 인해 죽어가는 생명들이 많이 있다.

따라서 현대의학과 병행하여 암 치료의 방향은 다음과 같은 방향으로 진행되어야 하리라 본다.

즉 전신경락을 소통시키고 산소를 충분히 공급하여 인체가 가지고 있는 면역력을 극대화시켜 자연치유하는 방향으로 발전시키는 것이 가장 바람직하다고 볼 수 있다. 특히 암세포의 특성을 고려하여 다음 요법이 추가되어야 효율성을 극대화 할 수 있을 것이다.

몸의 노폐물 제거 : 간 기능을 향상시켜 분해를 촉진시켜야 하고 이를 배설하기 위해 신장, 소장, 대장기능을 강화시키면 암으로 인한 사망률을 50% 이하로 줄일 수가 있다.

체내에 산소공급 촉진 : 호흡법을 개선하여 각 말단 세포에 충분한 산소가 공급되어 불완전세포가 정상세포로 전환할 수 있도록 하고 암 전이가 되지 않도록 하는 것이 중요하다.

암세포는 산소가 충분한 곳에서 증식하지 못하는 특성을 이용한 것이다. 이 방법은 왜 암환자가 기공수련을 해야 하는지에 대한 과학적인 접근법이 될 수가 있다.

면역세포의 부활 및 강화 : 암세포의 공격세포인 NK자연살해세포의 기능을 강화하여 암 치료에 활용하는 사례가 증가되고 있다. 면역력을 극대화시켜 자연치유하는 것이 가장 효과적이고 완벽한 요법이라고 할 수가 있다.

면역력은 심리적인 요소와 밀접한 관련이 있으므로 환자에게 강한 신념을 불어넣을 수 있도록 하고 각종 호르몬을 자극하여 호르몬 기능이 정상화됨으로써 실질적인 면역력이 증진되도록 해야 한다.

면역세포를 활용하여 암 치료에 선구적인 역할을 하고 있는 학자가 일본의 아보 면역학이다. 아보는 면역의 핵심이 되는 교감신경과 부교감신경의 균형을 통해 암을 치료할 수 있다고 한다.

활력의 증진 : 활력 저하는 삶의 의지를 떨어뜨림으로써 사망의 직접적인 원인이 되는 중요한 요소이다. 적극적으로 심리요법이나 NLP요법, 명상요법을 통해 활력증진을 할 수 있는 대책을 강구해야 한다. 적극적인 활력 증진 대책을 위해서는 심리적인 요법을 추가하여 운동요법을 병행함으로써 호르몬 분비가 왕성하도록 하고 정기신이 충만되도록 해야 한다.

장기 기능 증진 : 폐, 심장, 간, 신장, 뇌세포 기능을 강화해야 한다. 충분한 산소를 공급하도록 폐의 기능이 증진되어야 하고 말초모세혈관까지 충분한 산소가 공급되도록 심장기능을 살려야 한다. 또 몸의 해독을 위한 간과 신장기능이 되살아나야 하며 산소가 부족해지는 저산소증 제거를 위해 뇌세포 기능을 강화시켜야 한다.

체온 증가 대책 강구 : 말초신경까지 기혈이 소통되어 체온이 증가되도록 하여 암을 억제하고 치료하는 데 활용되어야 한다.

경락소통으로 통한 기의 소통 원활 : 경락소통은 암 치료의 가장 핵심적인 요소이다. 전신경락이 모두 뚫린다면 혈액순환, 오장육부 기능 향상, 산소공급 증대, 사기를 제거하고 정기가 충족되는 등 암 치료에 가장 효과적인 역할을 할 것이다.

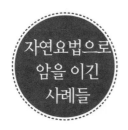

미국터치 연구소장 티파니 필드의
터치를 통한 암환자 치유 사례

티파니 필드는 암환자를 대상으로 한 달 동안 집중적으로 마사지를 받게 한 뒤 그 결과를 조사한 결과 자연킬러세포가 늘어난 것으로 나타났다고 발표했다.

한 달 동안 환자를 집중적으로 마사지 치료를 받게 한 결과 놀랍게도 자연킬러세포가 늘어난 것을 확인할 수 있었다는 것이다. 또한 암환자의 통증을 줄여주는 데 가장 효과적인 방법이 마사지 치료법이라는 것을 입증하였다.

유방암 환자를 대상으로 한 실험 결과 마사지를 받은 여성은 전보다 걱정이 많이 줄어들고, 평온함과 활기가 넘치며, 긴장과 피로가 적어졌다고 응답함으로써 터치가 암 치료에 효과가 있음을 입증하였다. 이와 같은 실험 결과는 우리가 피로회복 차원이라고 생각하는 경락 마사지가 면역력 향상에 매우 중요한 역할을 하고 있다는 것을 과학적으로 입증해주고 있다고 본다.

곽림 여사의
신기공 요법으로 암을 치료한 사례

곽림 여사의 신기공 요법은 중국공립대학 청화대학에서 교직원을 대상으로 학습반을 열었고 그 중에서 23명의 암환자를 대상으로 신기공 수련을 통해 완치시킨 사례로 세상을 깜짝 놀라게 한 바 있다.

기공수련 후 5년이 지났을 때 23명의 암환자 상태를 조사해 본 결과 20명은 살아 있었고(87%), 3명은 사망하였다. 그 중 13명은 정상적인 출근을 하는 등 놀라운 성과를 거두었다.

위의 책자에 의하면 곽림 신기공으로 완치된 암은 폐암 말기, 직장암, 간암, 백혈병 등의 암 종류와 관심병, 풍습성 심장병, 미세한 심방 떨림병, 을형간염, 신우신염, 지연성 간염, 기관지염 확장, 폐색성 맥관염 등인 것으로 밝혀졌다.

곽림 여사의 신기공 요법은 기공으로 말기암을 치료할 수 있다는 것을 가장 과학적인 방법으로 보여준 대표적인 사례다. 현대의학으로 불가능한 말기암을 중국 정부가 인정한 대학교에서 실험하여 성공하였다는 것은 암은 결코 불치병이 아니라는 것을 전 세계에 보여주고 있는 대표적인 사례라 할 것이다.

신기공 요법은 일본에 건너가서 암 치료에 직접적으로 사용되고 있으며, 국내에서도 일부 받아들여 질병 치료에 활용하는 사람들이 개인적으로는 있으나 병원 등 각 조직이나 기관에서 전문적으로 임상에 활용하는 사례는 거의 없다. 국내에서는 아직까지 기공에 대한 인식이 부족하기 때문이다.

 ### 피영준 박사의
수기치료에 의한 암 치료 사례

피영준 박사는 미국 황제대학에서 에이즈를 치료하여 세상을 놀라게 한 바 있는 전형적인 한국약손요법의 계승자라고 할 수 있다.

피 박사는 복부와 주요 혈을 5~10분 정도 시술하여 막힌 경락을 뚫어주고 장기의 기능을 회복시켜 주는 놀라운 치유력을 펼치고 있다. 현재도 대한전통건강관리개발협회를 운영하면서 많은 환자들을 대상으로 시술활동을 하고 있다.

피영준 박사의 체험 사례 중 환자가 직접 기록한 항암치료 사례에는 간암 말기, 임파선암, 신장 말기암, 백혈병 등을 수기치료로 치료한 사례가 있다. 피 박사는 활의 무술 등 국내 전통수련법을 전수받고 수십 년 수련한 국내의 대표적인 기공사라고 할 수가 있다. 수련을 통해 얻어진 에너지를 치유에 활용하고 전통적으로 내려온 기 치유법을 이용해 수많은 생명을 구했다고 한다.

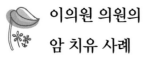

이의원 의원의
암 치유 사례

국내 내과 전문의 이의원은 기를 현대의학에 접목시켜 시술함으로써 암 등 각종 난치병 치료에 활발하게 기의학을 펼치고 있다. 이의원 씨에 의하면 기의학으로 치료가 되는 질병은 암, 백혈병, 근무력증, 간경화, 자가면역성질환, 정신질환, 비만과 노화, 학습장애라고 주장하고 치유 사례를 본인의 저술책자에 기록하고 있다. 이 책자에 소개된 치유 사례를 보면 45세의 위암 수술환자를 1년 정도의 기치료로 완치시켰으며, 선암종 유방암 재발환자를 6개월 치유로 호전시켰다. 또한 재발 신장암, 자궁근종과 림프종을 6개월, 유방암 환자를 10개월 만에 퇴치시키는 등 현대의학과 결합한 기공시술로 많은 성과를 나타내고 있다.

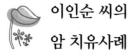

이인순 씨의
암 치유사례

쾌장경락마사지 공동창시자 이인순(약손월드협회 교육원장) 씨는 유방암 치료에 많은 경험과 특별한 능력을 보유하고 있다. 그녀는 질병의 모든 원인은 복부에 있다고 보고 해당 장기를 직접 만지면서 막힌 경락을 풀어주어 오장육부의 기능을 정상화시킴으로써 면역력을 극대화하여 많은 유방암 환자들의 치유에 성공하였다.

치유과정을 보면 처음에 나무색처럼 변하고 돌처럼 딱딱하던 근육세포가 쾌장 경락을 수차례 받게 되면 살색으로 변모되고 주변조직이 얼음에서 녹듯이 부드러워지면서 자기 색을 찾아가는 모습을 보게 된다.

이와 같은 결과는 기와 에너지가 통하게 되고 면역력이 높아지면 암세포는 정상세포로 변할 수 있다는 가능성을 보여주고 있다. 쾌장 경락마사지는 암뿐만 아니라 당뇨병, 아토피성피부병, 통풍, 고혈압, 고지혈증 등 각종 생활습관병 등에도 탁월한 효과가 있는 것으로 알려지고 있으며 많은 임상사례를 보유하고 있다.(010-3108-6888)

 기타 사례들

이밖에도 자연치유로 말기암을 치유한 사례는 수없이 많이 있다. 브라질에 위치한 막슨 거슨병원에는 각국에서 자연치유요법으로 암을 치료하기 위해 많은 환자들이 구름처럼 몰려든다고 한다.

막슨 거슨요법은 암을 몸속의 독소로 보고 관장과 녹즙 등 각종 음식요법으로 암을 치료하는 전문적인 병원이다. 또한 최면심리의 하나로 NLP요법을 이용한 심리치료, 미국 칼 사이몬의 상상요법 등 수많은 자연요법이 행해지고 있다.

또한 필자의 수기치유법인 쾌장 경락요법으로 암을 치료한 사례도 수없이 많이 있다. 약손월드에서 전문가 교육을 이수한 많은 분들이 병원에서 포기한 암환자들을 대상으로 생명을 구해주거나 도움을 주고 있다는 소식을 많이 듣는다. 필자는 암이 기공이나 수기치유로 치유가 가능하다는 것을 입증하기 위해 중국에서 활동하였던 암치료 기공대사를 초빙하여 수년 간 같이 연구하면서 암 치료의 원리를 터득하기 위해 수많은 노력을 한 결과 암은 반드시 면역력을 극대화시켜 정복될 수 있다는 것을 확신하기에 이르렀다.

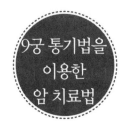

9궁 통기법을 이용한 암 치료법

9궁 통기법은 기공, 명상, NLP, 요가, 호흡, 심리치료, 수기요법 등의 핵심원리를 적용하여 각종 난치성 질병을 치료하고 예방하는 데 활용되도록 구성되어 있다.

가정에서 암환자가 발생하면 가정은 대부분 파탄지경에 이르게 된다. 또한 재산 탕진뿐만 아니라 사랑하는 가족을 잃게 됨으로써 심리적인 상처는 감당하기 어려워질 것이다.

암이라는 선고를 받으면 최면에 걸린 듯 병원에만 의존하여 기타

요법은 보이지 않는다. 죽음에 이를 때까지 병원에만 의지하고 싶은 것은 당연한 심리라고 할 수가 있다.

하지만 말기암인 경우 병원에서 해줄 수 있는 것은 거의 없다는 것을 인식할 필요가 있다. 암 선고를 받으면 우선 침착해질 필요가 있다. 오진일 가능성이 많기 때문이다. 필자는 병원의 오진으로 개인뿐만 아니라 가족이 불행해진 사례를 수없이 목격하였다. 배가 갑자기 아파 병원에 갔더니 암으로 진단되어 수술했는데 암이 아닌 것으로 판명된 사례, 골수암 진단을 받고 몇 개월 고생하다가 암이 아닌 것으로 판명된 사례 등등이다.

따라서 한 병원에서 암이라고 진단을 받으면 몇 군데 병원에서 정확한 진단을 다시 받아볼 필요가 있다.

또한 현대의술로 암 치료를 받더라도 동시에 자연요법을 통해 면역력 증가 대책을 강구해야 한다. 이런 경우 가족의 동의가 매우 중요하다. 대부분의 사람들은 대체의학과 보완요법에 대한 인식이 부족함으로써 대체의학을 권유할 경우 심한 거부감을 느끼는 경우가 많다.

이러한 무지로 인해 소중한 생명이 마지막 회생의 길을 포기하고 저 세상으로 가지 않도록 해야겠다.

다음은 암환자에게 해줄 수 있는 암 치유 보완요법이다. 이 방법은 현대의학과 접목할 때 더 높은 효과를 볼 수가 있다. 또는 병원에서 포기한 환자들에게 마지막 사용할 수 있는 요법으로 시도해볼 가치가 있다.

🧘 살 수 있다는 신념을 갖도록 하는 것이 중요하다.

대부분 암환자들은 정상적인 생활을 하다가 병원에서 암이라는 진단을 받으면 그날부터 진짜 암환자가 된다. 암이 아니라고 하더라도 진단에 의해 암환자가 되는 것이다. 또한 시한부 선고를 받으면 더욱 영향은 크다. 그대로 두면 자연 치유될 환자도 6개월 선고를 했을 경우 진짜 6개월을 못 넘기고 사망하게 되는 경우가 많다.

이와 같은 원인은 사실 우리 뇌는 사실과 거짓을 구별하지 못하기 때문이다. 의사에게 절대적인 믿음이 있으므로 의사의 말대로 죽게 되는 것이다. 이와 같은 현상은 이미 과학적인 실험을 통해 증명되었다. 사형수를 대상으로 팔을 자르겠다고 말하고 얼굴은 가린 채 팔을 자르지 않고 자르는 것과 동일한 행동을 하여 피가 떨어지는 소리를 물소리로 연출한 결과 불과 몇 시간 안에 사망하였다.

이처럼 말은 중요하다. 말로 사람을 살리고 죽일 수 있다는 것을 보여주는 실험이었다. 따라서 말기암 환자라도 살 수 있다는 강한 신념과 믿음을 갖도록 하는 것이 가장 중요하다. 가족의 에너지가 환자에게 영향을 미치므로 암환자 주변 가족들도 절대 절망하거나 죽을 수 있다는 생각을 버려야 한다. 암은 불치병이 아니라 불치병이라는 생각이 더 위험한 것이다. 필자에게 찾아온 시한부 말기암 환자에게 암은 자연 치유될 수 있다는 강한 신념을 심어주고 호흡법과 기공법을 지도해 주었더니 얼굴색이 변하고 생명이 회생되고 있다는 소식을 들은 바 있다.

9궁 통기법을 시작한다.

9궁 통기법은 오전과 오후 각각 1번 이상 수련해야 한다. 9궁 통기법은 경락 소통작용, 혈액순환 촉진, 호르몬의 변화, 활력을 증진시킬 뿐만 아니라 우주와 파동이 일치됨으로써 암세포의 성장을 억제하고 확산을 방지할 수가 있다. 또한 암 치유에 효과가 있는 불씨기공으로 암세포가 불에 의해 타고 있는 상상을 꾸준히 하여 암세포가 상상의 불에 녹도록 해야 한다. 상상요법은 명상상태에서 가장 효과적이므로 수련편에서 설명한 방법대로 꾸준히 수련해야 한다.

 ## 기공사의 도움을 받는다.

말기암일 경우 가장 고통스러운 것은 통증이다. 기공사의 손에서 발사되는 에너지는 원적외선, 정전기, 초저주파, 적외선폭사, 생물전자파, 아음파 등 미립자류 등의 고에너지 물질이 함유되어 있음이 밝혀지고 있다.

또한 베이징 면역연구소에서 실험한 암 치료 실험에서 위암환자로부터 암세포의 일부를 적출해서 그것을 배양액 속에서 배양한 다음 기공사가 이 암세포에 외기를 발사한 결과 1시간 발사 시 암세포의 융모가 탈락하고 표면의 구조배열에 혼란이 온다는 사실이 전자현미경에 의해서 확인되었다.

41회의 기 발사를 한 결과 암세포의 소멸률은 최고 50%로 암세포에 구멍이 뚫렸다는 연구 결과가 있다.

이처럼 기 치료는 암세포의 소멸에 직접적인 도움이 될 뿐만 아니라 통증 제거에 탁월한 역할을 한다.

심한 통증이 발생한 경우 외기를 발사하면 대부분의 통증이 없어진다. 따라서 삶을 포기한 말기암 환자에게 고통 없이 지낼 수 있도록 하는 데도 기치료는 큰 역할을 할 수가 있다.

풍호흡 수련을 한다.

암 치료에 성공하였던 곽림 여사는 풍호흡법을 강조했다. 이를 항암기공이라고 한다. 풍호흡법은 중국이나 일본 등지에서 아직도 항암치료 보조요법, 직접요법으로 사용되고 있는 요법이며, 이미 항암치료가 인정된 기공법이므로 암 치료에 활용하면 크게 도움이 될 것으로 본다.

수련 장소는 학교나 야산 등 공기가 맑고 걷기에 좋은 장소를 선택하는 것이 좋다. 암을 치료하기 위해서는 오전 2시간, 오후 2시간 총 4시간 정도의 수련이 필요하다. 노약자들은 처음부터 무리하게 하지 말고 단계별로 시간을 늘려가는 것이 도움이 된다. 걸을 수 있는 힘만 있어도 암은 치료가 될 수 있다는 신념을 가지고 적극적으로 치유에 활용하도록 하자.

풍호흡법은 코로 들이마시고 코로 내쉰다. 숨을 들이마시고 내쉴 때 약간 숨 쉬는 소리가 난다. 그러나 소리가 너무 크지 않아야 된다. 자기 스스로 금방 들을 수 있는 정도를 표준으로 한다.

자연행공의 풍호흡은 두 번 들이마시고 한 번 내쉰다. 즉 연속하여 두 번 짧게 들이마시고 다시 비교적 길게 한 번 내쉰다. 들이마시는 것이 짧고 내쉬는 것이 좀 길고 자연스러우므로 연속 두 번 들이마시는 길이는 악보에서 한 박자에 해당하고 한 번 내쉬는 길이도 한 박자에 해당하며 두 번 들이마시는 것을 한 번 내쉬는 것과 비기면 시간의 길이는 역시 비슷하다.

여기에서 두 번 들이마시는 시간이 한 번 내쉬는 것보다 짧거나 길다고 생각하면 안 된다. 반대로 한 번 내쉬는 것이 두 번 들이마시는 것보다 시간이 더 길다거나 짧다고 생각하지 말아야 한다.

이 두 가지 오해는 모두 들이마시는 것과 내쉬는 것의 평형을 잃게 한다. 들이마시는 것이 내쉬는 것보다 소리가 약간 크다. 이 호흡법을 요약하면 아래와 같이 표시할 수 있다.

> ☞ 〈흡-흡-호〉(들숨-들숨-날숨)
> **호흡법 하는 요령**

- 호흡동작은 발걸음과 손의 흔들림과 서로 잘 어울려야 한다. 왼발을 내디딜 때 배합하여 〈흡-흡-〉(들숨) 동작을 하고, 오른발을 내디딜 때 〈호-〉 날숨동작을 한다. 이렇게 〈흡-흡-호〉〈흡-흡-호〉하고 한 발 한 발 앞을 향해 나아간다.
- 머리가 정면에 있을 때 〈흡 - 흡-〉하고 머리가 옆으로 45도로 돌 때 〈호-〉한다는 것을 주의해야 한다. 여기에서는 세 가지 문제에 대해 주의

할 필요가 있다.

첫째, 들숨과 날숨은 반드시 평형을 유지해야 한다. 어떤 기공책에는 "많이 들이마시고 적게 내쉰다" 혹은 "짧게 들이마시고 길게 내쉬라."고 했다. 적잖은 환자들이 이런 방법으로 연공하여 종종 차이가 나타났다.

예를 들면 들숨이 많고 날숨이 적으면 트림을 하거나 방귀를 뀌는 현상을 일으키고 날숨이 많고 들숨이 적으면 딸꾹질하는 현상이 쉽게 생긴다. 그 원인은 들숨과 날숨이 평형을 잃었기 때문이다.

둘째, 풍호흡법은 옛 기공에선 일반적으로 쓰지 않았다. 그러나 곽림 선생은 그것을 행공에다 사용하였으며, 또 자세도인과 서로 배합시켰다. 십여 년의 임상실험을 거쳐 이 방법은 일부 만성염증을 치료하는 데 효과가 있을 뿐 아니라 암을 치료하는 데 더욱 효과가 있다는 것을 증명하였다.

셋째, 곽림의 풍호흡법의 기본공식은 〈흡-흡-호〉이다.

🎗 사랑과 감사의 마음을 생활화한다.

암에 걸렸다는 것은 심리적인 요인이 크게 작용한다는 것을 알았다. 대부분 스트레스나 심한 상실감이 주요 원인이다. 사랑과 감사의 마음은 우주의 마음으로 우주에너지와 파장을 일치시키는 가장 좋은 방법이다.

일종의 사랑파, 자비파동이다. 암세포를 공격하는 T세포는 사랑과 감사의 마음에 가장 민감하게 반응하고 활성화된다. T세포를 활성화시키고 면역력을 높이려면 우선 마음의 독을 없애는 것이 중요하다.

지나온 삶을 돌아보면서 반성할 일이 있으면 참회의 반성을 하는 것이 중요하다. 우리가 살아온 흔적은 뇌의 상염대라는 곳에 모두 저장된다고 한다. 상염대를 깨끗하게 하는 방법은 반성하는 방법이 가장 효과적이다. 반성의 시간이 지나면 감사하는 마음을 갖도록 해야 한다. 자기에게 해를 끼치는 사람들에게까지 용서하고 감사할 수 있는 마음을 갖게 된다면 자연치유는 더욱 빨라질 것이다.

일체 유심조라는 말이 있듯이 모든 것은 생각하기 나름이다. 자신에게 뺨을 때린 자에게 화를 내는 것보다 한쪽 뺨을 더 때리도록 내어주어라. 비록 예수님의 마음은 아닐지라도 자비와 사랑으로 용서하는 마음은 우주의 마음이다. 우리가 살아있고 얻어먹을 수 있는 힘만 있어도 감사하라는 말은 자신을 위한 기도이다.

우리가 생각을 바꾸면 원수를 사랑할 수도 있고 우주와 일체가 될 수도 있다. 암을 치유하기 위해서는 자신의 세포 속에 있는 독소를 제거하는 것이 가장 중요하다. 마음을 바꾸면 평화가 찾아오고 감사와 사랑의 눈물을 흘리게 될 것이다.

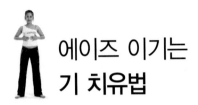

에이즈 이기는
기 치유법

에이즈는 후천성면역결핍증이라고도 한다. 바이러스 감염증으로 세포성 면역기능에 이상이 발생하여 감기와 비슷한 증세를 보이는 급성 감염기, 무증세 감염기, 발열, 오한, 설사, 심한 피로감 등 전신적 증세를 보이는 시기를 거쳐 피부증세, 신경증세, 심장질환, 전신성 소모증후군 등의 다양한 증세가 나타난다.

에이즈는 1970년대 말 미국과 아프리카에서 발생하였을 것으로 생각하고 있으나, 1950년대 말 중앙아프리카의 녹색 원숭이에서 유래되어 미국과 유럽 지역으로 전파되었을 것으로 추정된다.

에이즈 환자는 1981년 미국에서 처음으로 발견되었다. 원인균은 바이러스의 일종으로서 과거에는 HTLV-Ⅲ, LAV, ARV 등으로 다양하게 명명되어 왔으나, 현재는 HIV-1(Human Immunodeficiency Virus-1 : 에이즈 바이러스)로 통일하여 사용한다.

에이즈 바이러스의 주된 공격목표는 면역기능을 조절하는 T세포

중의 보조 T세포(helper T cell)이다. 보조 T세포가 에이즈 바이러스에 감염되어 괴사를 일으키면 인체의 면역기능이 파괴되어 면역결핍상태에 이른다. 이렇게 되면 기회감염(2차 감염 : 정상 조건에서는 감염되지 않다가 면역 기능이 저하되어 감염되는 일)을 비롯한 여러 가지 질병에 쉽게 걸리게 된다.

2001년 현재 에이즈 보균자는 4000만 명이다. 대륙별로는 사하라 사막 이남 아프리카가 2800만 명으로 가장 많고, 아시아 · 태평양 제도 710만 명, 동유럽 100만 명, 북미 94만 명, 서유럽 56만 명, 남미 140만 명, 북아프리카 44만 명, 오스트레일리아 · 뉴질랜드 1만 5000명, 카리브해 42만 명 등이다.

2001년 한 해에만 500만 명이 발생하였으며, 300만 명이 에이즈로 인해 사망하였다. 국내에도 에이즈 감염자 수가 늘어나고 있는 추세에 있다.

불치병인 에이즈는 현대의학으로 치료가 거의 불가능한 질환 중의 하나이다. 에이즈에 감염되면 면역능력이 저하됨으로써 인체는 무방비상태에 이르게 되어 각종 난치병에 노출되어 사망하게 된다.

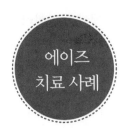

에이즈
치료 사례

이와 같은 난치성질환이 한국의 기공사이자 수기치료사인 피영준 박사에 의해 치유되어 세상을 놀라게 한 바 있다. 대한전통건강관리 개발협회 회장 피영준 박사는 미국 LA 황제동양한의학과 대학으로 부터 초청받고 본 대학에서 AIDS에 감염된 환자 19명에 대한 스터디 그룹을 결성하고 LA예방의학분야 전문의사인 스티븐 H.스폴 박사의 협조를 받아 한국의 전통수기치유로 1993년 4월 5일부터 6주에 걸쳐 과학적인 검증 하에 치유를 시작하였다.

시술 중 7명의 환자가 개인사정(타지역 거주, 생활난)으로 스터디그룹을 탈퇴, 포기함에 따라 치료를 계속 받은 환자는 12명으로 치료 2주째부터 그들은 병세가 크게 호전되었다. 치료가 끝난 5주째에는 완치 6명, 90% 효과 2명, 70%·50% 효과 1명으로 치유결과가 나왔으며 개인사정으로 인해 혈액검사를 하지 못한 2명은 증상으로 보아 50%의 진전이 확인되어 그 결과를 세계적으로 공표하게 되었다.

주목할 만한 점은 환자들이 치료가 시작되기 전에 피로하다고 했는데, 치료를 시작한 지 2주도 안 되어서 거의 모든 환자들이 예전의 활력을 찾게 되었음을 보고하였다는 것이다. 특히 연구에 참가한 몇 몇 환자들은 활동 불가능한 상태에 있었는데 치료 기간 중 정상적으로 회복할 수 있었으며 다시 일을 시작할 수 있게 되었다고 한다.

이러한 결과는 각 환자의 베타2-마이크로 글로블린 수치를 현저하게 감소시켰으며 면역체계의 파괴가 감소되고 AIDS의 진행상태 감소 또는 기존 증상의 약화 가능성을 보여주었다.

이와 같은 피 박사의 미국에서의 활동은 미국 주요방송인 NBC, KET, AFKN 등에서 연일 성과로 보도하였으며, 국내에서는 1993년 5월 29일 밤 KBS 제 1방송에 헤드라인 뉴스로 대대적으로 보도된 바 있다.

피영준 박사의 시술방법은 복부의 핵심 혈에 강한 기를 주입하는 기치료 방식이다. 외부의 강한 생기를 넣어주어 에이즈 바이러스를 퇴치시키는 것이다. 이러한 결과를 볼 때 국내의 대체의학이 현대의학을 능가할 수 있다는 사실을 잘 보여주고 있다. 피영준 박사는 국내의 전통수련법인 활의무술을 수련해오고 있는 수련가로서 수련 결과 얻은 기 에너지를 이용해 치유에 활용한 결과라고 한다.

미국에서 시술활동을 통해 국위를 선양하고 국내에 돌아온 피 박사는 그 당시 대통령과 환담하는 시간을 가졌다고 한다. 면담 시 국내 에이즈 환자 치료를 위해 적당한 시설을 지어줄 것을 대통령에게 건의하자 쾌히 승낙하였으나 아직까지 답변이 없다고 한탄하고 있다.

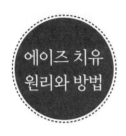

에이즈가 아무리 난치성 질환이라고 하더라도 기공사의 강한 외기에 의해서는 정복될 수 있다는 사실을 살펴보았다. 에이즈 치료 역시 스스로 치유될 수 있다는 신념을 갖는 것이 보다 중요하다.

9궁 통기법을 생활화하여 오장육부의 기능을 정상화시킨다.

9궁 통기법은 강력한 대우주와 파동을 일치시킴으로써 자신의 에너지장 파워를 높여 면역력을 극대화시킬 수가 있다.

9궁도의 연못궁과 중궁에 기를 넣어준다.

연못궁은 태궁으로 위장과 비장이 위치한 곳이다. 특히 비장은 항체의 생산, 임파구의 생산 등 면역계통에서 핵심적인 역할을 하는 중요한 장기이다. 연못궁에 이상이 있다면 면역력이 저하되어 에이즈 바이러스에 쉽게 감염될 수가 있고 에이즈가 치유되지 않는다.

부신을 자극한다.

부신은 스트레스 발생 시 코티졸 등 스트레스 호르몬이 발생되는 곳으로 에이즈 환자는 대부분 신장과 부신의 기능이 저하되어 있다. 등 뒤의 부신을 두드려주거나 기를 넣어줌으로써 원래의 기능으로 회복시킬 수가 있다.

제신공을 생활화 한다.

제신공은 항문 괄약근으로 호흡을 하는 수련법을 말하는 데 들숨에 괄약근을 조여 신장까지 느낌이 오도록 한 다음 호흡을 내쉬면서 풀어주는 동작으로 수련한다.

1회 수련 시 20회 정도 꾸준히 수련하면 신장기능이 좋아져 정 에너지가 충족됨으로써 에이즈 바이러스를 퇴치할 수 있는 힘이 발생하게 된다.

기공사의 도움을 받는다.

에이즈 환자는 제 3의 기가 필요하다. 일정한 외기 발사능력이 있는 기공사의 도움으로 부족한 에너지장을 고양할 필요가 있다.

당뇨병 이기는
기 치유법

　　당뇨병은 인류 역사와 함께 해온 병으로 옛 한의서인 〈황제
내경〉에 소갈병이라는 병명으로 기록돼 있는데, 소변으로 당이 많이
나가는 병이라는 어원에서 비롯되었다.

　　당뇨병이란 우리 몸에서 인슐린을 충분히 만들지 못한 인슐린 분
비 장애에 의한 제1형 당뇨병과 인슐린이 제대로 작용되지 못하고(인
슐린저항성) 혈액 속의 포도당이 우리 몸의 에너지로 이용되지 못해서
발생되는 제2형 당뇨병으로 나눌 수 있다. 둘 다 고혈당을 유발하고
실명, 만성신부전, 절단, 심근경색증, 뇌졸중 등의 합병증을 일으키
게 된다.

　　제1형 당뇨병은 췌장의 베타세포 파괴로 인슐린이 결핍되어서 발
생하고 제2형 당뇨병은 인슐린저항성과 상대적인 인슐린 분비장애
로 췌장 베타세포의 기능장애 등의 원인으로 발생된다.

　　당뇨병 판정은 전형적인 증상이 있고 혈당이 200mg/dl 이상이거

나 공복혈당이 126mg/dl 이상일 경우 당뇨병이라고 한다.

국내에 약 400만 명의 당뇨환자가 있으며, 이는 전체 인구의 약 10%인 셈이다. 60세 노인 인구에선 20%이고 노령인구의 10대 사망 원인이 될 정도로 급증하고 있는 대표적인 생활습관병이다.

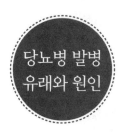

🦷 **유전적인 원인 :** 당뇨병 관련 유전자는 FABP2(fatty acid binding protein)와 IRS-2(Insulin Receptor substrate 2)가 있다. 인슐린 의존성인 제 1형 당뇨병은 인슐린이 생성되지 않아 당을 이용할 수 없는 경우로 FABP2는 인슐린 생성에 필요한 유전자이다. 그런데 만약 이 유전자에 변이가 일어나면 인슐린이 생성되지 않아 당을 이용하지 못하여 소변을 통하여 당이 유출되는 현상이 나타난다.

제 2형 인슐린 비의존성 당뇨병은 인슐린 생성은 가능하나 인슐린 이 기능을 정상적으로 하지 못해 발생하며 IRS-2는 인슐린이 당을 인식하여 분해하는 데 필요한 유전자이다. 이 유전자에 변이가 일 어나면 인슐린이 생성되어도 그 기능을 하지 못하기 때문에 당뇨 병이 발생되는 것이다.

당뇨병은 9번, 2번 염색체의 형태와 유전자 검사결과로 유전성 여부를 알 수가 있으며, 환자의 40%가 가족력을 가지고 있어 직계가족에게 당뇨병이 있으면 당뇨병에 걸릴 확률이 5~10배라고 한다.

🔬 **환경인자 :** 후천적인 요인으로 과식으로 인한 고칼로리 섭취, 운동부족, 스트레스, 고혈압, 고지혈증, 거대아 분만, 불규칙한 월경주기, 복부비만, 약물남용, 고령 등이 주요 원인으로 작용한다.

🔬 **당뇨와 세포와의 관계 :** 당뇨병이 발생하면 세포가 에너지를 생산하는 데 필요한 원료인 포도당을 공급받지 못하게 됨으로써 세포가 고사하는 질환이다. 아무리 먹어도 필요한 에너지는 세포로 들어가지 않기 때문에 살이 빠지는 것이다.

따라서 많은 음식, 많은 물을 먹게 되므로 갈증이 끊임없이 나게 된다. 세포는 인체에 필요한 에너지를 생산하는 발전기와 같다. 발전기가 정상적으로 작동하려면 휘발유가 있어야 하듯이 세포는 포도당이 필요하다. 또한 발전기가 계속 작동하려면 배터리에서 계속적인 스파크가 일어나야 된다. 1분에 3000번 스파크가 일어나야 한다. 또한 충분한 산소가 있어야 연소가 가능하다.

따라서 건강한 세포는 충분한 혈액이 공급되어야 하고 생기가 충분히 공급되어야 정상적으로 미토콘드리아 활동을 통해 인체에 필요한 에너지 생산을 할 수가 있는 것이다. 췌장에서 생산된 인슐린은 세포가 연료를 흡수할 수 있도록 하는 초인종 역할로 인슐린 수용체라고 한다.

인슐린이 정상적으로 분비가 되더라도 인슐린 수용체의 덮개가 우주지능에 따라 필요시 열리고 닫히는 과정은 무의식 속에서 치밀하게 진행된다.

하지만 세포가 에너지를 필요로 하지 않는 사람의 경우에는 인슐린 수용체가 문을 열지 않기 때문에 고혈당이 되는 것이다. 과거에는 일상생활을 하는 가운데 운동이 저절로 되어 인슐린 수용체가 작동하였으나 현대인들은 자동차 사용 증가 등으로 인슐린 수용체가 오래 사용되지 않아 녹이 슬어 있는 경우가 대부분이다.

따라서 당뇨병에 걸리는 것은 당연한 결과이다. 또한 인슐린 수용체가 문을 열었다고 하더라도 생기가 부족하면 스파크가 일어나지 않아 미토콘드리아가 일을 하지 않게 되기 때문에 당뇨가 발생하게 되는 것이다.

특히 모세혈관의 축소로 인한 산소공급 부족, 고지방식 식사로 끈적해진 혈액, 활성산소를 과다하게 생산하게 하는 스트레스 등은 세포를 병들게 하여 당뇨를 발생시킨다.

결론적으로 당뇨는 인슐린 주사나 약으로 절대 고칠 수가 없다. 일반적인 치료약으로는 혈당을 조절하는 것 외에 생활습관을 바꾸는 것이 중요하다.

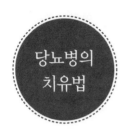

당뇨병의
치유법

🩺 9궁 통기법 수련을 꾸준히 하면 당뇨가 근치된다.

9궁 통기법은 세포에 생기를 공급한다. 자신의 노궁혈로 9궁을 두드리면 외부의 에너지가 세포 속에 스며들면서 부족한 에너지를 보충해주고 활성화시키는 효과가 있다.

9궁 통기법은 또한 운동부족을 해소한다. 9궁 통기법 수련은 전신 경락을 타통시켜 체내의 노폐물을 체외로 배출시키고 세포의 미토콘드리아의 활동을 활성화시킨다.

특히 9궁 통기법은 복부비만을 해소하는 효과가 있다. 9궁 통기법 수련으로 복부비만을 해소하면 당뇨병 개선에도 크게 도움이 된다.

🩺 식습관을 바꾼다.

당뇨의 원인 중 비만을 일으키고 혈액을 탁하게 하는 근본적인 요인은 기름진 음식, 튀긴 음식, 짠 음식, 탄 음식, 가공식품, 인스턴트 식품, 탄산음료, 과음이다. 식습관을 바꾸는 것만으로도 당뇨는 해결될 수가 있다. 또한 과도한 회식으로 인한 고칼로리와 균형 잡히지 않은 식습관은 개선되어야 한다.

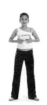

자가면역성질환 다스리는
기 치유법

우리 인체는 100,000개 이상의 상이한 단백질을 만들어 면역계를 활발하게 움직이고 있다. 면역계의 가장 큰 특성은 자기-비자기를 인식하는 일이다.

우리 몸의 면역체계는 백혈구들이 담당한다. 백혈구 중 T세포가 가장 중요하다. T세포는 흉선에서 훈련받은 면역세포를 말하며, T세포는 혈액을 타고 임파절이나 비장, 편도선 같은 면역 장기로 이동하여 면역반응의 주역을 담당하게 된다.

그런데 T세포는 40대 이후부터 흉선이 내보내는 T세포가 1000분의 1로 감소되어 T세포의 면역기능도 떨어져 있다. 흉선에서 훈련받지 못한 T세포는 자기응답성 T세포라고 하며 만성관절류머티즘, 전신성 홍반 같은 자가면역질환은 자기응답성 T세포가 자기를 공격했을 때 일어나는 질환이다.

T세포는 임파구의 70%를 점하는 면역세포로 여러 가지 면역에 참

가하여 면역시스템의 주역으로 활동하고 있다. T세포는 흉선(thymus) 이라는 약자에서 유래되었으며 골수에서 모든 혈액세포의 근원이 되는 간세포가 만들어지고 골수에서 나와 흉선으로 흘러들어가서 분열, 증식하면서 T세포가 된다.

T세포는 바이러스나 암세포에 달라붙어 파괴하는 킬러T세포, B세포로 하여금 항체를 만들도록 하여 면역력을 높이는 헬퍼T세포, 필요에 따라 면역반응을 끝내게 하는 억제 역할을 하는 서프레서T세포가 있다.

킬러T세포는 바이러스에 감염되거나 암으로 변한 세포, 즉 비자기 세포를 색출하여 말살하는 면역세포다. 면역치료에 가장 핵심이 되고 있는 면역세포다. T세포 중 흉선을 거치지 않거나 훈련이 미숙한 T세포는 자기를 구별하지 못하고 자신의 세포를 공격하게 되는데 이 것이 자가면역질환의 원인이 된다. 자가면역질환은 류머티스관절염, 루푸스, 강직성척추염, 아토피 등 베체트씨병, 재발성 다발연골염, 쇼그렌증후군, 레이노증후군, 경피증, 각종 현대병을 일으키는 원인이 되고 있다.

T세포의 DNA에는 간염바이러스, 독감바이러스, 에이즈바이러스, 암세포 등을 죽일 수 있는 프로그램이 입력되어 있다. 하지만 어떤 원인에 의해서 T세포가 변질되어 자기세포를 공격한 것이다. 임파독소는 암세포를 죽일 수 있는 T세포의 물질이다. T세포가 인슐린 생성세포를 공격하면 인슐린을 생산하지 못한다. 소아 당뇨의 대부

분은 자가면역성질환이다.

여성들이 많이 걸리는 갑상선염, 원형탈모증 등은 변질된 T세포가 모근을 공격하고 죽이면서 발생하는 질환이다. 눈물이 마르는 병, 아토피성피부병, 루푸스라는 전신성 홍반성 난창증도 자가면역성질환이다.

유전자가 변질된 T세포가 온몸에 퍼져 있는 모세혈관을 공격해서 파괴시키고 그 주위세포와 조직이 출혈되어 붉은 반점인 홍반이 생겨나는 증상을 말하는데 간, 콩팥, 관절조직, 뇌 등 전신에 홍반증상이 나타나는 질환이다.

전신에 퍼져 있는 모세혈관을 파괴시켜서 발생한다. 모세혈관이 파괴되고 그 부위가 헐게 된다. 피가 통하지 않기 때문이다. 근육에도 발생할 수 있다.

파킨슨씨병도 뇌로 올라가서 도파민의 쾌감을 생산해내는 뇌세포만 골라서 파괴하는 병이다. 유연성이 없어지고 뻣뻣해진다. 루게릭스병, 다발성신경염 등도 마찬가지다. 신경을 공격해서 생기는 병이다. 여러 가지 질병들이 생긴다. 골수에 침범해서 골수를 자꾸 파괴한다. 백혈구(적혈구) 감소증, 재생불량성 빈혈 등이 생긴다. 나중에 악화되면 백혈병으로 된다. 우리의 온몸에 만성신부전증, 신사구체염 등 많은 질병들이 자가면역성 질환이다.

자가면역성질환의 근본적인 문제는 T임파구의 문제이다. 병원에 가면 자가면역성질환 치료를 위해 면역억제제 치료제를 준다. T임파구를 억제시키는 약물이다. T임파구를 약하게 하고 죽이는 약물로 스테로이드제 등이 있다. 그런 치료법은 일시적인 효과를 기대할 수 밖에 없다.

소아 당뇨병도 물론 인슐린주사를 줘야 한다. T임파구가 췌장을 더 이상 공격하지 못하게 하기 위해서는 면역억제제를 줄 수밖에 없다. 그러나 아무리 써봐도 완치가 될 수 없다. 변질된 T임파구를 정상으로 돌아오도록 하는 것이 가장 중요한 치료법이다.

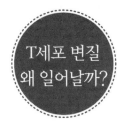

현대인들에게 자가면역성질환은 갈수록 증대되고 있다. 자가면역성질환에 대부분 스테로이드라는 항생제를 주사하여 임시적으로 염증을 제거하는 데 도움을 주고 있으나 약이나 주사는 쓰면 쓸수록 면역력이 약화되어 더욱 악화되기 마련이다.

자가면역성질환은 근본적으로 약물로는 치료가 불가능한 질환이다. 필자가 수년 간 연구한 임상 결과 자가면역성질환의 원인은 식습관과 환경호르몬이 주요 요인이며, 과잉보호로 자란 어린이나 스트레스, 운동부족으로 인한 부교감신경 위주의 생활을 하는 사람들은 대부분 자가면역성질환을 가지고 있는 것으로 드러났다.

자가면역성질환을 가지고 있는 사람들의 복부를 만져보면 대부분 통증을 느끼고 독소로 가득차 있다. 대소변을 통해 체외로 빠져나가야 하는 독소들이 복부 속에 갇혀서 피부를 통해 발진되는 경우가 대부분이다.

필자의 연구소에서는 쾌장경락을 통해 수십 년 동안 지병으로 생각하고 살아온 아토피성피부병, 루푸스병, 류머티스병, 만성신부전증 등의 질병을 치유하는 데 성공하였다.

원리는 너무나 간단하다. 오장육부의 기능을 정상화시켜주고 전신경락을 통하게 해주면 면역력이 회복되어 저절로 치유가 된다. 너무나 간단한 치유법을 뇌두고 현대의학은 약으로만 정복하려고 하니 정복될 수가 없는 것이다.

이러한 병은 병원의 책임이 아니고 본인의 책임이고 부모의 책임이다. 따라서 자가면역성질환은 스스로 치료하거나 가족이 치료해줄 수 있다. 면역력 향상은 정신과도 밀접한 관련이 있기 때문이다.

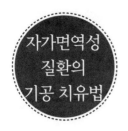

자가면역성
질환의
기공 치유법

🔖 9궁 통기법 수련을 꾸준히 한다.

9궁 통기법 수련을 하면 T세포를 활성화시킬 수 있는 엔돌핀과 마음을 편안하게 해주는 세로토닌이 분비된다. 마음의 상태가 엔돌핀이나 세로토닌으로 변하게 되는 것이다. 또한 전신경락과 오장육부의 기능이 개선됨으로써 체질이 변하게 되고 T세포를 활성화시켜 잃어버린 기능을 회복시키고 스스로 치유하게 한다.

🔖 스트레스를 줄이고 긍정적인 생각을 한다.

정신적인 신호가 신경을 타고 내분비 생산에 영향을 미치고 결국은 T임파구에 영향을 미친다. 우리의 마음이 T임파구에 영향을 미친다. 우리 유전자는 글자다. 염기서열이라는 글자다. 글자는 뜻을 나타낸다. 유전자는 물질적인 존재이지만 반응은 영적으로 한다. 뜻에 반응한다. 우리 인간은 물질적인 존재이지만 영적인 존재이다. 좋은 뜻에는 좋게, 나쁜 뜻에는 나쁘게 반응한다.

피츠버그대학에서 항암치료를 하다가 실패한 사람을 대상으로 적극적 상상요법을 사용하여 12명씩 심리치료사가 실험하여 우선 바닷가에 서있다고 상상한다. 바닷속의 물고기는 암세포이고 갈매기들은 T세포라고 상상하도록 한다. 상상하도록 유도한다. 갈매기들이 T세포를 공격하는 것을 상상하도록 한다. 놀라운 변화가 있었다. 1주일 하고 나니까 암 수축이 되고 T세포가 많아졌다고 한다.

🎤 오장육부와 전신경락을 타통시킨다.

필자가 개발한 쾌장 경락마사지는 면역력을 극대화시켜 자가 면역 성질환을 치유하는 데 가장 강력한 수단이자 도구라고 확신한다. 구체적인 방법은 필자의 저서 〈경락동의보감〉(북플러스)을 참고하기 바란다.

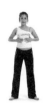

각종 뇌질환 다스리는
기 치유법

　　뇌는 인체의 총사령부다. 모든 세포조직은 뇌와 직접 혹은 간접적으로 연결되어 있으며, 신체의 모든 이상은 뇌에 직접적으로 영향을 미치게 되고 뇌의 손상이나 이상은 또한 신체에 직접적으로 영향을 미치게 된다. 뇌는 두개골이라는 단단한 뼈에 의해 보호되고 있으며 아직도 신비에 싸여있다. 뇌는 모든 병에 직·간접적으로 영향을 미치고 있다. 뇌는 마음을 만드는 장소로 마음과 밀접한 관련이 있다. 신체가 건강하면 마음이 편안해지고 신체에 질병이 있으면 마음이 불편해진다.

　　따라서 몸과 마음은 분리된 것이 아니라 하나다. 마음의 병을 마음으로 치료하는 것은 한계가 있다. 마음의 병은 몸으로 치료하고 몸의 병은 마음으로 치료하는 것이 확실한 치료법이다.

　　몸과 마음은 음양관계로 균형유지가 필요하기 때문이다. 마음의 병으로 분류된 각종 정신신경학적인 질환은 대부분 육체적인 문제로 발생되기 때문이다.

　최근 정신질환 환자가 급증하고 있는 것은 스트레스와 밀접한 관련이 있다. 스트레스는 내분비계인 호르몬에 직접적인 영향을 미치고 호르몬은 육체에 영향을 미쳐 경락과 기혈소통에 장애를 발생시킴으로써 질병이 발생되는 것이다.

　뇌질환을 완벽하게 극복하려면 뇌의 메커니즘을 정확히 알아야 가능하다. 필자는 기공치료와 수기치유법을 이용하여 수많은 사람들의 뇌질환에 도움을 주어왔다. 그럼 여기서 뇌의 구조를 간단히 살펴보자.

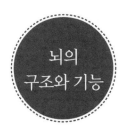

뇌의
구조와 기능

　뇌는 가장 핵심부인 뇌간과 감정을 처리하는 변연계, 사고·이성을 주관하는 대뇌의 3중 구조로 구성되어 있다. 이중 뇌간은 내분비계의 중추라고 할 수 있는 뇌하수체와 송과체가 위치한 곳으로 뇌의 가장 핵심부라고 할 수 있다.

　다음은 변연계로 일시적인 기억을 저장하는 해마와 감정을 주관하는 편도가 있다.

대뇌는 전두엽, 측두엽, 두정엽, 후두엽이 있다. 측두엽은 언어를 이해하는 언어중추가 있다. 사회가 복잡하게 되면서 뇌가 필요하게 되었다. 기억, 판단이 필요하였다.

전두엽은 뇌의 부위로 가장 중요하면서도 인간다운 부위로 주변상황에 대한 정확한 판단과 이에 따른 합리적인 행동을 하도록 결정하는 기능을 한다. 판단과 감성에 중요하다. 논리적인 판단은 위쪽에 섞여 있다. 감정을 통해 판단하게 된다. 인간의 능력 및 생활의 발전을 위해서는 전두엽을 많이 사용하고 발달시키는 노력이 중요하다.

후두엽은 시각중추가 위치한 곳이다. 계산은 두정엽 부근에 있다. 두정엽은 머리 꼭대기에 해당하는 부위로 외부에서 전해지는 감각을 받아들이고 공간적 사고와 인식기능을 한다.

이러한 기능의 뇌가 작동하기 위해서는 뇌의 시상하부와 뇌하수체, 송과체의 호르몬 생산과 분배, 마음의 작용에 의해 일어나는 뇌신경전달물질의 적절한 기능, 대뇌에서 꼬리뼈까지 연결된 중추신경의 원활한 활동과 척수액 흐름의 원활한 작용, 뇌에 산소와 영양분을 공급하는 뇌동맥의 건강, 뇌를 감싸고 있는 22개 두개골의 움직임과 리듬이 뇌건강의 핵심이라고 할 수가 있다.

뇌는 컴퓨터보다 더 복잡하고 인간이 알 수 없는 많은 일들을 대부분 무의식에 의해서 수행하고 있다. 건강하려면 우선 뇌가 건강해야 한다. 사회가 건강하려면 사회지도층이 건강해야 하는 것과 마찬가지다. 뇌의 건강은 여러 가지 작용에 의해서 발생되므로 개별접근이 아니라 총체적 접근, 홀리스틱한 접근을 통해 뇌 건강을 이룰 수가 있다.

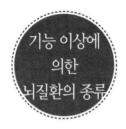

뇌혈관장애로 발생되는 질환

뇌혈관장애로 발생되는 대표적인 질환은 중풍으로 알려진 뇌졸중이다. 뇌졸중은 1999년까지 가장 중요한 사망원인이었다. 뇌졸중은 과거에는 혈관의 노화가 발생되는 50대 이후에 주로 발생하였으나 최근에는 30대 젊은이들도 많이 발생하는 현대병이다.

뇌졸중이 발생하는 가장 큰 이유는 기름기 많은 음식의 과다섭취다. 혈관벽에 기름기 등 콜레스테롤이 쌓이게 되면 뇌혈관이 망가져 고혈압이 발생되고 망가진 쪽에 콜레스테롤이 쌓여 동맥경화 등을 일으키게 되는 것이다.

혈관을 망가뜨리는 또 다른 이유는 당뇨병이다. 뇌에 문제가 발생하면 마비가 발생한다. 우측 뇌에 이상이 오면 좌측 손이나 발에 마비가 발생되는 것이다.

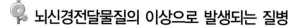

뇌신경전달물질의 이상으로 발생되는 질병

인간의 뇌 속에는 수많은 신경전달물질이 존재한다. 신경전달물질은 시냅스와 시냅스를 연결시켜주는 일종의 전달물질로 마음의 물질이라고 볼 수가 있다. 뇌신경물질은 종류가 수백 종류가 있으나 현재는 60개 정도 밝혀졌다. 신경전달물질이 정상이어야 마음이 정상이 된다. 특히 마음에 직접적으로 관련이 있는 신경전달물질은 세로토닌, 도파민, 노르에피네프린, 아세틸콜린, 가바, 에피네프린, 글루탐산, 글리신 등이 있다. 세로토닌이 부족하면 우울증, 공황장애, 강박장애 등을 발생시키는 주요요인이다. 노르에피네프린은 위험이나 긴장 시 발생되는 물질로 불안이나 공포감을 유발시키는 역할을 한다.

도파민은 운동과 깊은 관련이 있으며 부족 시 근육을 움직이기 어려운 파킨슨병을 유발하고 과다 시 정신분열병을 일으키는 물질로 알려졌다. 아세틸콜린은 지적활동이나 기억에 관련이 있으며 가바는 불안이나 경련, 에피네프린은 과다 시 혈압 상승 등에 영향을 미치는 물질이다. 대부분의 정신질환은 뇌신경전달물질과 관련이 있다.

송과체 기능 저하로 발생되는 질환

송과체는 생체리듬을 조절하는 중요한 뇌기관으로 알려져 있다. 특히 멜라토닌 호르몬을 생산하여 수면에 직접적인 영향을 미치는 것으로 알려졌다. 송과체는 수련계에서는 제 3의 눈이라고 불리며 잠재능력 계발과 초능력 계발에 가장 중요한 역할을 하는 뇌의 핵심부로 꼽힌다. 기공이나 명상을 수련하는 사람들이 건강하고 지적능력이 뛰어난 것은 눈을 감고 송과체를 자극하여 활성화시키기 때문이라고도 볼 수가 있다.

 ## 시상하부와 뇌하수체 장애로 발생되는 질환

시상하부와 뇌하수체는 호르몬을 생산하고 통제하는 뇌의 중추다. 뇌하수체의 통제를 받는 인체의 호르몬기관은 목의 갑상선과 부갑상선, 가슴의 흉선, 부신, 췌장, 성선 등이다.

호르몬은 혈액을 타고 각 호르몬 섬에 전달되어 인체의 핵심적인 기능을 담당한다. 호르몬이 조금만 부족하여도 인체는 치명적인 질병을 유발하게 된다. 갑상선호르몬은 세포의 대사에 영향을 미치며 흉선호르몬은 면역세포에 영향을 미친다. 부신피질과 수질호르몬은 신경계에 직접적인 영향을 미치게 된다. 혈당을 조절하는 췌장의 인슐린과 생식에 관여하는 성호르몬 등은 인체가 생존하고 기능을 하기 위해서 없어서는 안 될 중요한 생명호르몬이다.

 ## 뇌신경 이상으로 발생되는 질환

뇌신경은 대부분 연수에 뿌리를 두고 안면신경, 삼차신경, 설신경, 안신경, 부신경 등 얼굴과 머리의 기능을 하는 데 필요한 역할을 한다. 얼굴의 안면마비, 구안와사, 시력저하, 청각저하 등이 발생된다.

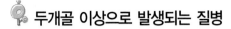
두개골 이상으로 발생되는 질병

두개골은 22개로 일정한 리듬을 가지고 움직이도록 되어 있다. 척추의 손상이나 두개골의 미세한 손상 혹은 압력은 두개골의 움직임을 제한함으로써 심각한 뇌질환을 유발시킬 수 있다.

두개골 이상 장애시 삼차신경통, 악관절, 뇌성마비, 간질, 주의력결핍, 전반적인 발달장애(자폐증), 틱장애 등이 발생될 수 있으며 전반적인 뇌질환을 유발한다. 알 수 없는 질환, 불치병과 난치병은 대부분 두개골과 깊은 연관이 있는 것으로 추정된다.

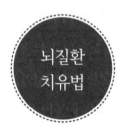

뇌질환
치유법

뇌는 인체의 중심부로 수많은 기능이 있으며 복잡하다. 따라서 각종 뇌질환에 대해 현대의학의 치료율은 10~20% 정도 낮을 수밖에 없는 실정이다. 또한 대부분 호르몬 및 뇌신경전달물질의 장애에 의해 마음에서 발생되는 질환으로 마음을 치료하지 않고는 근본적으로 치유가 되지 않는다.

뇌는 두개골에 싸여 보호가 되기 때문에 일반적인 치유법으로 치료가 곤란하다. 하지만 9궁 통기법을 통해 우울증 등 마음의 병이 치유된 많은 사례를 경험하게 되었다. 또한 척추신경과 두개골 장애를 해소시켜줌으로써 뇌의 각종 질환은 얼마든지 자연 치유될 수 있다는 것도 많은 경험을 통해 터득하였다.

뇌는 복잡하고 접근하기가 어렵지만 기공수련을 통해 얼마든지 뇌의 막힌 경락을 뚫어주고 두개골을 정상화함으로써 기능을 회복할 수 있다.

뇌기능을 회복하기 위해서는 9궁 통기법 수련과 명상법을 병행하여 꾸준히 수련하면 저절로 막힌 뇌경락이 뚫어지고 두개골이 정상화된다.

비만 다스리는
기 치유법

　　비만은 생활습관병을 일으키는 가장 주요한 원인 중의 하나이다. 세계 각국에서는 비만을 질병으로 규정하고 비만과의 전쟁을 선포할 정도로 대책을 강구하고 있으나 아직도 비만문제는 심각한 건강을 위협하는 요인으로 작용하고 있으며 비만에 대한 특별한 대책이 없는 실정이다.

　　각 의료기관에서 약물이나 한약요법으로 비만을 치료하거나 위장 절제술까지 등장하여 비만에 대처하고 있으나 오히려 심각한 부작용으로 건강을 해치는 경우가 더 많이 있음을 우리 주변에서 볼 수가 있다.

　　비만의 원인을 살펴보면 유전적인 원인, 환경적인 원인, 심리적인 원인 등으로 볼 수가 있다.

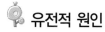

유전적 원인

비만은 유전적인 성향이 있는 것으로 나타났다. 비만의 유전적 소인을 알아보기 위해 체내 열 생성과 지방분해에 관계되는 비만 관련 유전자는 8번 염색체와 4번 염색체의 ADRB3와 UCP-1 유전자 검사로 확인할 수 있다.

호르몬 조절 불균형

· **갑상선 기능저하** : 갑상선에서 분비되는 티록신 호르몬은 세포 대사에 관여하는 호르몬이다. 티록신 분비가 소량일 경우 세포 대사가 느려져서 체내에 지방이 축적되어 비만으로 연결된다.

· **코티졸과 노르아드레날린** : 부신피질에서 분비되는 스트레스 호르몬인 코티졸과 노르아드레날린은 신체를 긴장시키고 기혈 소통장애를 유발함으로써 비만으로 연결되는 가장 큰 요인이다.

· **체중조절물질인 렙틴호르몬의 기능저하** : 지방세포 속에 지방을 얼마나 저장해 두어야 하는가를 판단하는 물질을 렙틴이라고 한다. 렙틴은 지방을 지방세포에서 생산하여 혈액으로 내보내 지방 축적량을 조절하고 식욕도 억제하는 역할을 하는 물질이다. 렙틴을 생산하는 유전자를 렙틴 생산 유전자라고 하는데 생활습관에 따라 렙틴호르몬의 기능이 저하되어 작동을 하지 않으면 체중조절이 되지 않게 된다. 아무리 음식을 많이 먹더라도 체중조절물질인 렙틴 유전자가 작동을 하고 있으면 신체는 저절로

체중유지가 된다. 렙틴호르몬의 기능이 저하됐다는 것은 몸의 기혈소통에 장애가 발생하였다는 것을 의미한다.

· **식욕조절물질의 기능저하** : 렙틴호르몬은 식욕조절을 하는 효과도 있다. 식욕조절을 해주는 최근의 물질은 위장세포에서 생산되는 식욕억제물질인 PYY다. PYY가 식욕을 조절해준다. 과식하지 않도록 프로그램화되어 있다. 그렐린(GHRELIN)은 위장세포에서 분비되어 식욕을 증가시키는 물질이다. 그렐린이 안 나오면 먹고 싶지가 않다. 거식증은 그렐린이 안 나온다. CCK(Cholecystokinnin)는 뇌에 포감감을 느끼면서 식욕을 억제할 수 있게 하는 물질이다. 만족감을 주는 물질이다. 행복하게 그만 먹게 하는 물질이다. 유전자의 조절이 필요하지 먹는 양만 조절한다고 되는 것이 아니다. 그렐린, PYY CCK가 중요하다. 유전자가 밝혀지면서 이런 것이 밝혀지게 되었다. 비만하다는 것은 렙틴유전자, 그렐린유전자, PYY, CCK 유전자에 문제가 생겼다는 것을 뜻한다.

운동부족

비만의 가장 큰 요인 중 하나는 운동부족이다. 사무구조의 변화로 육체적인 노동이 감소됨으로써 운동부족은 필연적으로 수반된다. 운동부족은 세포의 활성화를 저해시키고 지방분해 능력을 감소시켜 체내에 지방을 연속적으로 축적시키는 요인이다.

과식과 부적절한 식사

과식과 부적절한 식사는 비만을 일으키게 된다. 부적절한 식사란 인공조미료가 가미된 식품과 각종 인스턴트식품, 화학물질이 포함된 음식 섭취뿐만 아니라 일과시간 후 과도한 회식문화는 비만의 중요한 원인이다.

소금 과다 섭취

소금은 인체에서 필수적이나 과다 섭취할 경우 몸속에 독소가 쌓이게 하는 주요 요인으로 작용할 뿐만 아니라 비만의 주요 원인으로 작용한다.

소금은 수렴하는 작용이 있어 인체에 염분이 증가하면 각종 노폐물이 체외로 빠져 나가지 못하게 되는 현상이 발생되어 몸을 오염시키는 주범이 된다. 일부 학자들은 소금은 종양물질을 부추기고 암을 유발시키는 요인이라고 주장하기도 한다. 음식의 암 치료로 유명한 막슨 거슨요법에서는 암환자들에게 무염식을 하여 인체의 독, 찌꺼기와 함께 나트륨, 염소, 수분을 배설시켜 몸을 정화시키는 주요수단으로 활용하기도 한다.

스트레스 증가

스트레스 증가는 스트레스 호르몬을 분비시킴으로써 근육을 굳게 만들어 혈액순환장애 등 각종 신진대사가 저하됨으로써 비만을 일으키게 된다.

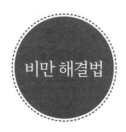

9궁 통기법은 비만 체형을 아름답게 하는 확실한 방법이다.

9궁 통기법은 세포에 활력을 줌으로써 처지고 늘어진 근육의 탄력성을 회복시켜 실질적인 비만을 해결하는 데 큰 도움이 된다.

9궁 통기법을 한 달간 꾸준히 수련시킨 결과 복부비만이 근본적으로 해결되고 몸매가 8등신으로 변해가는 사례가 증가하였다. 9궁 통기법은 내분비 기능을 정상화시켜 호르몬 불균형을 해소시키고 유전적인 비만요소를 제거하는 데 큰 도움이 된다. 건강하면 비만이 저절로 해소될 수가 있다.

무소금 다이어트를 한다.

무소금 다이어트는 거대체중을 줄이는 데 가장 빠른 방법이다. 필자의 실험 결과 90kg 거구가 6개월 만에 무소금 다이어트로 30kg을 감량하는데 성공한 경우를 확인하였다. 또한 비만해소에 실패한 분들이 무소금 다이어트로 체중조절에 성공한 사례를 많이 경험하였다. 무소금 다이어트란 소금이 없는 음식을 섭취함으로써 몸속에 노폐물과 불필요한 수분을 제거하여 비만에 활용하는 방법이다. 무소금 다이어트를 하게 되면 소변으로 몸속에 있는 대부분의 수분이 체외로 빠져나가므로 2배 이상 화장실에 가는 현상이 발생한다. 무소금 다이어트를 하면 2~3일 만에 몸속에 있는 대부분의 독소들이 체외로 빠져나오는 것을 느낄 수가 있으며 메스꺼움, 설사, 신경 부조화 등 발적 상태가 발생하기도 한다. 발적 상태가 끝나면 환자는 편안해지고 정신적으로 좋아진다.

🌱 복기벽곡 다이어트를 실시한다.

복기벽곡이란 음식을 먹지 않고 기를 먹으면서 단식을 하는 다이어트법으로 일반적인 단식과 다르게 단식기간에도 배가 고프지 않고 일을 하면서 단식을 할 수 있는 특징이 있다.

복기벽곡은 각종 난치성 질환 치유에도 크게 도움이 되며 일정한 수련과 지도를 받으며 실시해야 한다. 복기벽곡은 무소금 다이어트처럼 급격하게 살을 빼고 싶은 분들에게 큰 도움이 되며 부작용이 적고 몸속에 있는 대부분의 노폐물이 제거됨으로써 비만뿐만 아니라 건강을 회복하는 데 크게 도움이 되는 방법이다.

심장질환 다스리는
기 치유법

    심장은 24시간 계속해서 움직이는 인체에서 가장 중요한 장기다. 심장은 심리적인 요인 등 마음에 의해 가장 영향을 잘 받기 때문에 마음의 장기라고 여겨져 왔다.

    따라서 스트레스를 많이 받는 한국인들에게 심장병은 흔한 질병이다. 대표적인 한국인의 심장관련 질환은 화병이다.

    화병은 우리나라 사람들이 유일하게 가지고 있는 질병이다. 화병은 우리나라의 특수성을 고려하여 국제적인 병명에도 등록되어 있다고 한다. 화병의 원인은 장기간 심리적인 억압이나 억눌림으로 특정 장기에 이상이 발생하는 대표적인 심인성 질환이다. 특히 한국인들은 남성 위주의 가부장적인 사회로 대가족제도에 의한 심각한 고부갈등이 화병의 주요 원인이었다. 1995년 미국정신의학회에서는 화병이 신경정신질환으로 한국인에게 독특하게 나타나는 민족문화증후군임을 공식 인정하였다.

최근의 화병은 단순한 고부갈등이 아니라 자녀문제, 직장에서 받는 각종 스트레스, 입시문제, 경제문제 등 다양한 스트레스가 주요 원인으로 되어있다.

과거에는 주로 여성들에게 발생하였으나 현대에는 남성들뿐만 아니라 학생들도 각종 스트레스로 인해 화병이 발생하는 경우가 많다.

한국민의 화병 내면에는 억울함, 분함, 억제, 분노, 우울, 답답함 등 심리적인 요인이 많이 내포되어 있다고 볼 수가 있다. 한국인들에게 변형된 형태의 화병은 날로 증가하고 있으나 이에 대한 특별한 대책은 없는 실정이다.

화병은 근본적으로 마음으로부터 발생하는 질병이라고 볼 수가 있다. 전통의학에서는 마음이 우리 몸의 장기에 있다고 하였다. 분노는 간, 공포는 신장, 슬픔은 폐장, 화 등 스트레스는 심장, 걱정은 위장 등이다.

따라서 화병은 여러 장기 중에서 화와 스트레스와 연관이 깊은 심장에서 발생된다고 볼 수가 있다.

사람의 마음은 심장에 있다고 보고 있으며 심장은 군주적인 위치에 해당한다. 따라서 심장이 인체에서 가장 중요한 장기로 보아왔다. 현대의학에서는 뇌과학의 발달로 마음은 뇌에 있다는 것이 밝혀졌다. 뇌의 작용이 심장에 영향을 미친다고 보아야 할 것이다.

화와 스트레스의 증상은 심장에 나타나기 때문이다. 화병이 있거나 심한 스트레스를 받는 사람은 가슴의 경우 만져보면 심한 통증을 호소한다. 또한 연골로 구성된 가슴뼈가 대부분 돌처럼 굳어 심장과 폐장을 압박하게 된다.

이런 경우 심장과 폐장의 운동범위가 짧아져 인체에 충분한 산소공급 부족을 느끼게 되고 전신에 혈액공급이 부족하게 됨으로써 화병은 또 다른 질병을 낳게 된다. 심한 경우 암 등 난치성 질환으로 발전될 수 있다.

또한 심장이 위치한 가슴은 면역의 총사령부라고 할 수 있는 흉선이 위치하고 있다. 가슴 부위가 굳게 되면 흉선이 위축되어 면역세포인 암세포를 공격할 수 있는 T세포와 NK세포 생산이 저하됨으로써 자가면역성질환 등 각종 질병을 낳게 되는 원인이 된다. 화병은 모든 병의 뿌리가 될 수 있다.

심장이 정상적으로 활동하려면 심장근육을 수축하고 이완하는 데 필요한 전기자극인 전도계통에 이상이 없어야 하고 혈관이 깨끗해야 한다.

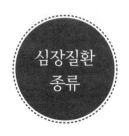

심리적인 원인인 화병으로 촉발된 대표적인 심장병으로는 관상동

맥질환, 판막질환, 대동맥질환, 심근질환 등이다.

🩺 **관상동맥질환 :** 관상동맥은 심장에 혈액을 공급해주는 혈관으로 3가지가 있다. 이곳이 막히면 근육이 손상되어 협심증을 일으키게 된다. 가슴이 저리고 계단을 오를 때 힘들어 하는 경우는 대부분 협심증으로 피가 안 가서 저리는 질병이다.

심근경색증은 관상동맥경화증이나 혈전에 의해 혈액순환이 원활하지 못해 심근에 영양공급이 중단되면서 심근 부위와 세포조직이 상하거나 죽어 발생하는 질환이다. 비교적 사망률이 높게 나타나는데 대부분 부정맥으로 50%가 사망하는 질환이다. 어깨통증이나 운동 시 통증이 발생되면 의심해 봐야 한다. 관상동맥질환의 원인은 당뇨병, 스트레스, 흡연, 고혈압, 고지혈증, 운동부족 등이다.

🩺 **판막질환 :** 판막은 혈액의 역류를 막기 위해 심장에 존재하는 막으로 혈액을 일정한 방향으로 흐르게 하는 역할을 한다. 일반적으로 우심실과 우심방 사이의 삼첨판막, 폐동맥판막, 좌심실과 심방 사이의 승모판막, 대동맥 판막 등이 있다. 이곳이 손상을 받으면 치명적인 손상을 가져오게 된다. 판막질환의 원인은 류마티스염이나 세균성 내막염이다. 치아에 문제를 일으킨 균의 경우는 심장에 직접적으로 영향을 미친다. 판막증은 걸으면 통증이 발생하거나 붓는 증세가 있다.

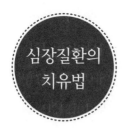

대동맥 질환 : 대동맥은 20~63%나 확대할 수 있는 움직이는 혈관으로 동맥의 벽이 굳어버리면 움직이지 못하게 되어 압력이 뇌나 복부로 가게 된다. 대동맥 박리증은 동맥경화증과 고혈압을 동시에 갖고 있는 환자에게 많이 발생하는 심장질환으로 동맥이 파열되면서 찢어지는 듯한 통증이 일어나는데 복부 대동맥이 터지는 경우도 있다. 복부를 만지면 동맥이 쉽게 만져지며 벌떡벌떡 뛰는 경우가 있는데 6개월 이내에 사망할 정도로 무서운 질병이다. 스트레스, 혈압이 올라갈 때 찢어지는 듯한 통증을 느끼는 것은 박리증이다. 박리증은 찢어진 경우고 동맥류는 어느 곳이 풍선처럼 늘어난 경우이다. 스트레스나 고지혈증, 고혈압이 원인이다.

심장질환의 치유법

심리적인 원인에 의해 촉발된 심장질환을 치유하기 위해서는 심장을 감싸고 있는 연골 뼈와 폐장의 기능을 살려주는 것이 가장 중요한 치유법이다.

심장에 질환이 있는 경우 가슴의 중앙인 심장 부위를 눌러보거나 만져보면 통증을 느끼거나 돌처럼 굳어진 경우는 화병이나 스트레스를 심하게 받고 있는 증세라고 할 수가 있다.

따라서 굳어진 가슴뼈의 연골을 부드럽게 하여 심장과 폐장이 활동할 수 있는 공간과 영역을 넓혀줌으로써 전신에 혈액순환이 증가되고 산소가 충분히 공급됨으로써 화병 등 각종 난치성 질환에 탁월한 효과가 있다.

9궁 통기법으로 리궁의 심장구역을 지속적으로 두드려주면 연골이 부드러워지고 심장의 운동공간이 생김으로써 각종 심장질환이 자연 치유된다.

기공사의 도움을 받을 때는 리궁과 진궁에 기를 넣어주어 연골조직을 부드럽게 하고 막힌 관상동맥의 혈전을 녹여서 치료한다. 또한 물리적인 방법으로는 심폐소생술을 이용한 심장과 폐장마사지가 도움이 된다. 🌸

두드리면 낫는
9궁통기법

저자 / 고정환, 나광영

1판 1쇄 인쇄 / 2008년 8월 1일
1판 1쇄 발행 / 2008년 8월 10일

발행처 / 건강다이제스트사
발행인 / 이 정 숙
편 집 / 이 현 미

출판등록 / 1996. 9. 9
등록번호 / 03 - 935호
주소 / 서울특별시 용산구 효창동 5-3호 대신 B/D 3층(우편번호 140-896)
Tel / (02) 702 - 6333 Fax / (02) 702 - 6334

값 12,000 원
ISBN 978 - 89 - 7587 - 056 - 9 03510